Ute-Lisa Schumacher und Ilona Wegener
Das Licht in deinen Händen

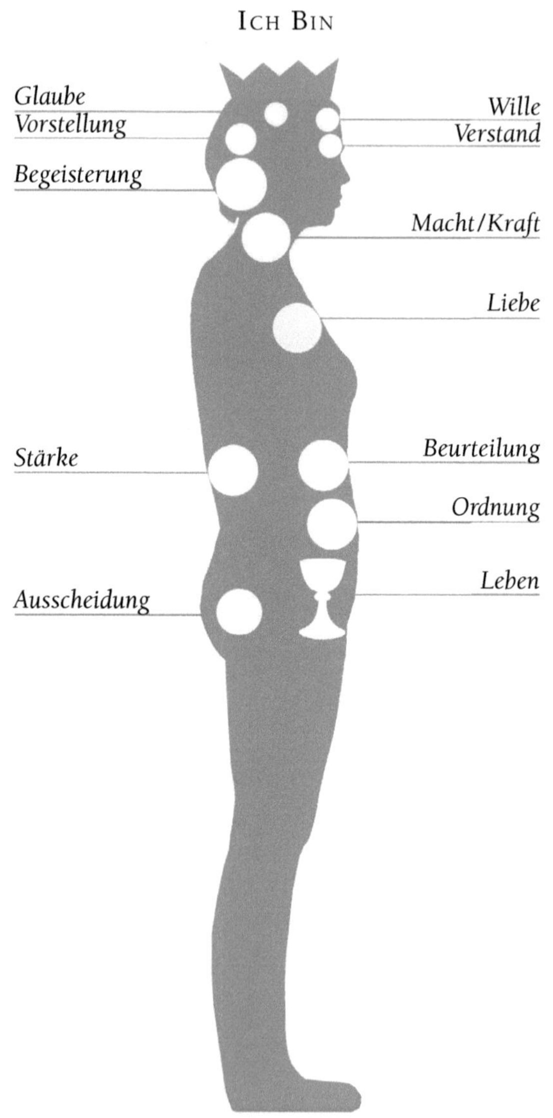

Dein göttliches Erbe, dein vorgeburtliches Potential – deine Geisteskräfte

Ute-Lisa Schumacher und Ilona Wegener

Das Licht in deinen Händen

Quantenheilung der zwölf Geisteskräfte

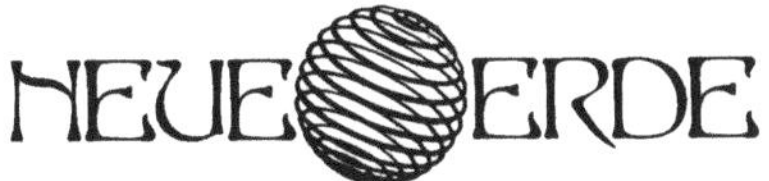

du Menschenkind. Damit ist jedes bewusste Leben auf der Erde gemeint. Es werde Licht. Licht regnet als Funken in euer Bewusstsein, in eure Gedanken, Zellen, Zellinformationen; überall hinein in eure Körper und euer Wesen. Es findet eine große Transformation in euch statt. Dieser Funkenregen ist der göttliche Segen. »Es werde Licht« – genau dies geschieht nun. Es ist nicht mehr möglich, in der Dunkelheit versteckt zu bleiben.

Jesus hat euch versprochen, dass er selbst euch alle auferwecken wird, und genau das passiert. Sein Versprechen ist dem Segen gleichzusetzen, und es ist für euch heilsam und wunderbar, denn viele, viele dunkle Muster, die ihr im Laufe der Zeit als dicke Mäntel um euch gelegt habt, werden hiermit aufgeweicht. Immer mehr, immer besser werdet ihr durchlässig für das universelle Licht.

Du bist nicht die einzige, die diesen Funkenregen gesehen hat. Viele von euch haben ihn schon gesehen und haben es anschließend als Sinnestäuschung oder als Augenstörung in die Vergessenheit rutschen lassen. Es ist erhebend, dir das jetzt erzählen zu können, denn du wirst es brauchen; nicht nur zum Trost, sondern auch als Werkzeug. Es ist Zeit, dass du die Wirkung des Segens verstehst, um den du bittest.

Er durchleuchtet und erleuchtet alle Muster und Dinge, für die du Segen erbittest. Und wenn du Segen für ganze Landstriche oder für die ganze Welt erbittest, dann glaube und wisse hiermit bitte, dass du wirkst. Du wirkst segensreich!

Plötzlich hörte ich Schüsse, jemand hatte auf ein Reh geschossen. Ich befürchtete, dass es panisch, vielleicht verletzt, durch den Wald hetzte. In diesem Moment spürte ich, dass sich zwei Arme um mich legten, und es war, als ob der Baum mich in sich hineinziehen würde. *Du musst in dir bleiben. Bleibe in dir.* Ich fühlte mich sicher und geborgen. In meinem Kopf machte sich der Gedanke an ein Reh breit, das auf einer Wiese steht und ganz zufrieden äst. Es guckt in meine Richtung. Die Sonne scheint und wärmt das Reh, es steht mitten auf einer Lichtung und ist in völliger Sicherheit. Ich merkte, wie in mir ein Licht aufging. In diesem Baum war ich geborgen und erfüllt von Licht und Stärke, von Ruhe und von der Gewissheit, dass alles gut ist. Meine Gedanken waren immer noch bei dem Bild von dem entspannten und ruhigen Reh. Berührt von diesem Anblick stieß ich aus: »Gott, segne das Reh!«

In diesem Zustand wurde ich wie ein Baby gehalten, und mein geistiges Auge öffnete sich weiter als je zuvor, von einem beschränkten Radius nach zwei, drei Sekunden zu einem enormen Weitblick. Zum ersten Mal sah ich Zwerge, und ich war über diesen Anblick nicht sonderlich erstaunt, nein, zuallererst dachte ich: »Oh je, das glaubt dir niemand.«

Und in diesem Augenblick beschloss ich, niemandem davon zu erzählen. Ich musste mich sammeln, um nicht an der Wahrheit meiner Situation zu zweifeln. Ich saß in einem Baum und sah Waldgeister und Zwerge. Aber das Merkwürdige war, dass ich mich vor allem mit meiner Angst beschäftigte und nicht bei meiner Wahrnehmung blieb, geschweige denn den Gedanken zulassen konnte, sie an andere Menschen weiterzutragen.

Ich malte mir aus, wie sich die anderen über mich lustig machen würden. Als ich später darüber nachdachte, war es mir ein Rätsel, warum ich diese Gedanken hatte, wo doch die Situation selbst ein solches Wunder war. Ein Zwerg, der mir direkt gegenüber saß, zog meine Aufmerksamkeit auf sich. Wir betrachteten uns. Ich brauchte nichts zu fragen und konnte an nichts denken, alles spielte sich wie in einem Kinofilm ab.

Ich befand mich mitten in einer Szene aus »Schneewittchen«. Mein Verstand war ausgeschaltet, und urteilsfrei folgte ich den Bildern. Die Zwerge nahmen ihre roten Mützen ab, knieten vor mir nieder und winselten mit leidender Miene: *Bitte bete für uns, bitte bete für uns, bitte, bitte!* Dann sah ich mich in gleicher, flehender Miene beten. Ich hörte mich, wie ich um Segen und Gesundheit betete, und es kam mir plötzlich wie Bettelei vor.

Einer der Zwerge sah mich an und fragte: *Weißt du, was wir dir hiermit sagen wollen? Ihr seid wie Bettler, ihr bettelt um alles, ihr bettelt um Gesundheit, Geld, Essen, dafür, dass euch die Sünden vergeben werden. Eure Bitten kennen keine Grenzen und kein Maß. Was aber seid ihr bereit, dafür zu tun? Habt ihr vergessen, dass ihr mit uns, mit allem, mit den Waldgeistern,*

Das ist wahrhaftige Schöpferkraft! Es wird ein Sturm in der geistigen Welt entfacht, der alle Mauern zu Fall bringt. Macht euch eure Stärke klar. Dieses Wissen regnet in euch hinein. Die Schleier vor euren Augen werden gelüftet. Euch wird gezeigt, was ihr mit eurer Schöpferkraft bewirkt, was eure Gedanken und was eure Ängste bewirken. Wendet euch dem Guten zu. Wenn ihr nicht wisst, wie ihr das machen sollt, gebe ich hier einige Beispiele:

Du schaltest den Fernseher ein, siehst Bilder von sterbenden Menschen, die anscheinend unschuldig in einem Kriegsgebiet sind. Wir bitten dich nicht, dies zu ignorieren, sondern deine Gefühle wahrzunehmen. Schalte den Fernseher ab. Bitte deinem Glauben entsprechend um Beistand aus der geistigen Welt. Bitte darum, deine Schöpferkraft als Macht für das Gute einzusetzen. Dann stell dir vor, wie Feinde sich gegenüberstehen, wie sie sich in die Augen blicken, die Waffen von sich werfen, sich die Hände reichen, wie sie sich vertragen und sagen: »Mein Gott, es ist Zeit, Frieden zu schließen.« Lass in dir die Freude des Friedens sprudeln, gib dem Bild Leben und Geist, und wenn du selbst in Freude bist, dann rufe oder denke: »Gott segne uns, dein Wille geschehe!« Ich verbürge mich dafür, dass Gott seinen Segen über all die Menschen ausschüttet, die du vorher im Fernsehen gesehen hast. All diese Funken, die ich dir beschrieben habe, werden sich in die Gedanken dieser Menschen setzen. Wie Schwämme werden sie diese Funken aufsaugen, und es wird der Tag kommen, an dem dein Gebet Erfüllung findet.

Du beschenkst dich selbst, indem du dich als göttliches Wesen wahrnimmst, und die Zeit, die ihr so wunderbar das »goldene Zeitalter« nennt, hat begonnen. Es regnet goldene Energie. Es regnet Licht, welches alle, wirklich alle Disharmonien aufweicht und wie schmutziges Wasser abfließen lässt. Ihr solltet auf eure Macht vorbereitet sein, die damit freigesetzt wird.

Ich gebe dir ein weiteres Beispiel: Du gehst durch den Wald und entdeckst einen Müllhaufen. Jemand hat seinen Hausrat in unserer schönen Natur entsorgt. Du hast die Möglichkeit, dich davorzustellen und zu sagen: »Mein Gott, das gibt es doch gar nicht, so ein Ferkel, was fällt dem ein, dieser Idiot, so einem müsste…« – Halte inne! – Denn indem du dich diesen Gedanken hingibst, stärkst du das Verhalten dieses Menschen. Du speist mit deinen verurteilenden Gedanken sein Energiefeld und vergrößerst es. Halte inne. Wende dich von diesen Gedanken ab, sammle dich und stelle dir vor, wie diese Person ihr Auto aufmacht und diesen Müll gerade hinausschmeißen will. Stell dir vor, dass sie plötzlich innehält und sich fragt: »Meine Güte, das kann doch nicht wahr sein, was mache ich denn hier? Es ist hier so schön, wie konnte ich nur denken, meinen Müll hier einfach abzuladen?« Stell dir vor, wie dieser Mensch seinen Kofferraum wieder zuklappt, nach Hause fährt und den Müll auf einer Deponie entsorgt. Lobe ihn dafür.

Lobe ihn in deinen Gedanken. »Gott, segne diesen Menschen mit Erkenntnis. Ich danke dir, Gott!«

Ich verbürge mich dafür, dass in diesem Menschen die Saat aufgehen wird. Deine Saat wird aufgehen, denn durch dich wird es Licht, es ist göttlicher Segen, der niemals seine Wirkung verfehlt. Genauso, wie du deine Gedanken positiv auf Situationen oder Mitmenschen ausrichtest, betest du für dich selbst in gleicher Weise. Was ist dein Herzenswunsch? Kümmere dich nicht darum, wie du ihn erreichst, sondern wende dich dem Gewünschten zu. Beobachte dich und deine Gedanken. Die Achtsamkeit wird dir zur Routine werden. Wir wissen das, und wir unterstützen dich dabei.

Nun möchte ich auf das zurückkommen, was wir mit dem Betteln demonstriert haben. »Bete für uns, bete für uns!« Dann haben wir dir gezeigt, wie du dich wie eine Bettlerin an Gott wendest. Das stärkste, schönste und das wirkungsvollste Gebet sind jedoch deine Gedanken, deine wunderbaren Bilder, die von Liebe und Freude erfüllt sind. Natürlich kannst du in Momenten von Schwäche, von Leid und Not immer Gott um Hilfe bitten und wirst sie auch erhalten, da wir dir immer zur Seite stehen. Wenn du jedoch einen positiven Gedanken an die geistige Welt gibst, werden sich Hunderte, Tausende von geistigen Helfern zu deiner Untersützung versammeln und werden dein Gebet, deine Gedanken mit Licht füllen und verstärken. Stell dir vor, wie üppig und bunt die Wälder sind. Stell dir die Erde friedvoll und fruchtbar vor.

Immer, wenn du dir deiner trüben, traurigen oder ängstlichen Gedanken bewusst bist, wendest du dich von ihnen ab. Es gibt so viele Einflüsse: das Fernsehen, Internet und Bücher sind die stärksten. Lass dich von ihnen nicht verdunkeln, sondern setze deine Kraft positiv ein. Bitte Gott um Hilfe, bitte um Hilfe aus der geistigen Welt, und sie wird da sein. Helfende geistige Wesen werden schon im Moment deines Gedankens um dich herum sein. Stelle dir vor, wie die Erde gleichmäßig fruchtbar ist und jeder Baum voll mit süßen

Früchten hängt, stelle dir die Wüsten als fruchtbares Land vor, wie ein Schlaraffenland. Denn auch, wenn du es jetzt noch nicht glauben magst, die Erde wird diesen Zustand erreichen. Die Intensität der Umwälzungen hängt von jedem einzelnen Wesen ab, das die Erde bewohnt. Es ist nicht erlaubt, mit dem Finger auf die anderen zu zeigen und zu sagen, dass sie das ja auch nicht machen. Nein, wir bitten dich, wach auf, Schneewittchen! Selbst wenn du die einzige Seele auf dieser Erde wärest, die einzige bewusste Seele, die sich hinsetzt und diese Vorstellung ins Universum gibt, dann könntest du damit das Schicksal der Erde verändern. Du bist Gottes schöpferisches Kind. Ihr alle seid Gottes schöpferische Kinder. Gott liebt euch, und wir bitten euch, wacht auf. Wir tun alles, um bei eurer Bewusstwerdung zu helfen. Wir sind jederzeit bereit, eure Energiekörper zu reinigen. Geht in die Natur, geht in die Wälder, tränkt eure Gedanken mit positiven Bildern. Doch lasst euch nicht verführen, nicht täuschen, lasst euch nicht in die Irre führen. Du bist Gottes Kind. Du bist in diesem Moment verantwortlich für dein Denken, dies gilt für jeden, der diese Worte liest oder hört.

Du hast einen Zustand erreicht, in dem es nicht mehr erlaubt ist, verantwortungslos zu denken. Denn von diesem Moment an hast du das Wissen über deine Macht bekommen. Du bist verantwortlich für dein Denken. Es ist nicht mehr erlaubt, dies wie mit einem Besen wegzukehren. Du bist geweiht und eingeweiht, du bist eingeweiht in das höchste kosmische Wirkungsgesetz. Wir fordern dich auf, diese Seiten mehrfach zu lesen, und du wirst feststellen, dass du jedes Mal langsamer wirst. Denn in diesem Moment wird der Segen verstärkt, der auf dich herabfällt. Dies ist ein kosmisches Gesetz.

Wenn ein menschliches Auge oder Gehör sich auf diese Worte richtet, ist der Mensch automatisch am kosmischen Geschehen beteiligt. Niemals mehr wirst du sagen können: »Ich habe ja nicht gewusst.« Denn du bist jetzt geweiht. Du bist verantwortlich, deinen Beitrag zu leisten. Denn du bist wie jeder andere Mensch, wie jeder Bewohner dieser Erde, aufgefordert, deinen Beitrag zur kosmischen Wende zu leisten. Du bist ab sofort in großer Verantwortung, denn du trägst das Schöpfungspotential in dir, du und alle anderen auch.

Du wirst in den folgenden Monaten von uns weiter in dieses Wissen eingeweiht werden. Wir werden dafür sorgen, dass die Erinnerung an das, was du jetzt aufgenommen hast, für alle Zeiten in dir wach bleibt. Du wirst spüren, dass du selbst wacher und bewusster mit deinen Gefühlen und Gedanken umgehen wirst. Es ist eine Schule, die Zeit braucht. Stelle nicht zu hohe Anforderungen an dich. Die Meisterschaft kommt mit der Übung. Wir werden dir zur Seite stehen, wir werden dich auf verschiedene Weisen erinnern, wann immer du in dein altes Muster zurückfällst.

Und denke daran: Wir arbeiten gebietsübergreifend! Du findest uns nicht nur im Wald! Du kannst dir vorstellen, dass die Erde von einem hauchzarten Gewebe umwoben ist, wie ein Spinnennetz aus leuchtenden Fäden, und wenn du an uns denkst, dann ist es, als würdest du auf einer Gitarrensaite spielen. Die Vibration umkreist die ganze Erde, und alle Lichtwesen, Naturgeister, Elfen und Zwerge werden sie spüren.

Ich möchte betonen, dass wir keine Wesen aus euren Märchen sind, sondern dass wir die Märchen schufen. Das war für lange, lange Zeit unsere einzige Möglichkeit, zu euch zu sprechen. Wir sind nicht irgendwelche erfundenen Wesen, nein, gar umgekehrt ist es. Wir gaben euch die Märchen, da es für lange Zeit die einzige Möglichkeit war, uns mit euch zu verbinden. Wie gesagt, ein Gedanke an uns reicht aus, und die gesamte, ja, die gesamte geistige Welt der Natur stützt deine Gedanken, und je freudvoller sie sind, desto lauter und hörbarer sind sie für uns. Freude ist das stärkste Gebet!

Du gibst dich, du gibst deine Gedanken, du gibst deine Freude, du gibst deine Bilder, und wenn dein Gebet dein Herz oder deinen Mund verlässt, dann verbindet sich der göttliche Segen damit, und du bist in diesem Moment Schöpfer. Ein göttlicher, wunderbarer Schöpfer!

Wir danken dir von Herzen, dass du uns Einlass in deine Gedanken gewährt hast. Noch etwas: Selbst, wenn du nur an eine kleine Blume am anderen Ende der Welt denkst, wenn du ihr Sonnenschein, Schatten und Wasser wünschst, so bleibt dieser Wunsch niemals ohne ein Echo an dich. Niemals. Denn wahrhaftig, alles was du aussendest, kommt vielfach zu dir zurück. Lass dir deshalb einen guten Rat geben: »Wäge ab, was du an dich und andere aussendest!«

»Jegliches Lob und konstruktive Kritik stärken dein eigenes und das Licht des anderen, hingegen negative Kritik die Schatten und die Schleier verstärkt. Lob und Gebete setzen Lichtpunkte ewiglich, du wirkst aufbauend und stützend. Negative Kritik und Urteile heften sich dem Aussender als Belastung an, die sich auf körperlicher und geistiger Ebene manifestiert.«

Andrani

Du hast die Wahl

Du hast die Wahl zwischen zwei Wegen, die wir dir anhand einer Geschichte aufzeigen. Es handelt sich um eine junge Frau; wir nennen sie Simone.

Simone spaziert fröhlich auf der Straße, erfreut sich des Lebens, guckt hier und da in der Gegend herum, als sie plötzlich auf einer Bananenschale ausrutscht. Sie hat Hautabschürfungen und furchtbare Schmerzen. Simone hat nun mehrere Möglichkeiten. Die erste: Sie regt sich auf und schwört, den Verursacher ausfindig zu machen. Sie befragt Nachbarn, sie fragt den Gemüsehändler nach Käufern von Bananen und ist wütend, weil ihr dieses »Unrecht« zugestoßen ist. Sie betreibt Ahnenforschung über unaufmerksame Familienmitglieder und analysiert wieder und wieder ihr Missgeschick. Ihre Schmerzen wird sie jedoch nicht los. Daher beschäftigt sie sich mit dem Gesetz von Ursache und Wirkung. Jedes Wort, jeder Gedanke, jede Handlung formt eine Ursache, die früher oder später ihre Wirkung entfalten wird. Dieses ist im negativen und im positiven Sinne gleichermaßen gültig. Dabei spielt es auch keine Rolle, ob wir selbst oder ob sogar andere auf uns eingewirkt haben, da alle Schöpfungen einen Einfluss auf uns haben. Die sogenannten negativen Dinge, die ursächlich Schöpfungen sind, wollen wir nicht erleben, die positiven Dinge jedoch gerne. Ein universelles Gesetz kennt aber nur Ursache und Wirkung und macht keinen Unterschied zwischen negativ und positiv, daher erleben wir manchmal auch Dinge, deren Ursache wir schon vergessen haben oder die wir nicht wissen können.

So kommt Simone an einen Punkt, wo sie erkennt, dass Ursache und Wirkung in der Ordnung kosmischer Gesetze eingebettet sind. Die Ursache ist letztendlich in ihr selbst zu finden.

Sie entscheidet sich für eine andere Möglichkeit: Sie schimpft nicht mit sich oder anderen und bewertet den Sturz nicht. Sie nimmt den

Schmerz wahr, braucht ihn weder auszuschelten und wegzudrücken noch sich selbst oder anderen die Schuld zu geben. Sie akzeptiert das Hinfallen und (er)löst sich somit von ihrer schmerzlichen Erfahrung.

Du hast in jedem Moment die Wahl, in welche Richtung du gehen möchtest. Was ist dein größter Wunsch? Willst du die Ursache wissen, oder willst du HEIL sein? Willst du nach der Ursache suchen und so lange forschen, bis du bei deinem Karma, deinen Inkarnationen und letztendlich beim Urknall angekommen bist? Befreit dich das Erkennen der Ursache von deinen Beschwerden? Simone muss sehr viel Zeit und Mühe aufwenden, um bei ihren Nachforschungen über die Ursache zum Ursprung der fallengelassenen Bananenschale zu kommen. Es ist auch oft eine Suche nach der Schuld. Wenn Simone ihre Schmerzen, ihre Emotionen, ja selbst ihre Gedanken im Bezug auf den Sturz beobachtet, sie aber nicht bewertet, kann sie das ganze akzeptieren und dadurch letztendlich loslassen. Sie entscheidet sich, ihre Aufmerksamkeit wieder auf das Leben selbst zu richten.

Das Licht in deinen Händen, ein Basisprinzip der Quantenheilung

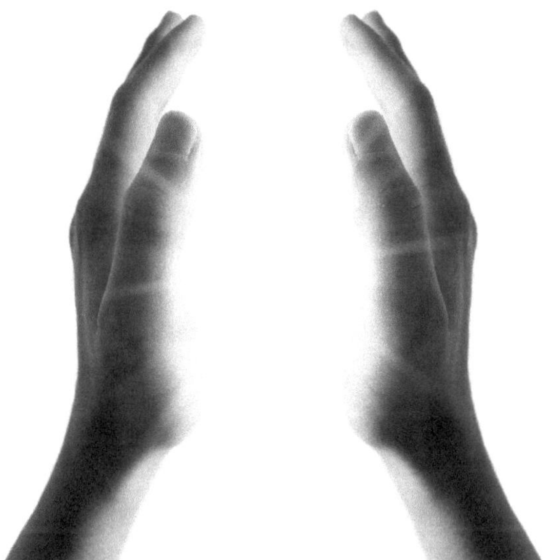

Die stehende Welle – die Christussäule

Während der folgenden Übung können kurzzeitig leichte Gleichgewichtsstörungen sowie emotionale Entladungen wie Lachen oder Weinen ausgelöst werden.

Nun erlernst du auf einfache und schnelle Weise eine Grundmethode der Quantenheilung. Die Energie der Quantenheilung ermöglicht dir, aus einem Zustand heraus zu wirken, der lösungsorientierte Intentionen, Affirmationen und Gebete in eine neue Dimension der Wirksamkeit bringt. Das Geheimnis dahinter ist, nach den Intentionen in die Stille zu gehen und alles weitere geschehen zu lassen.

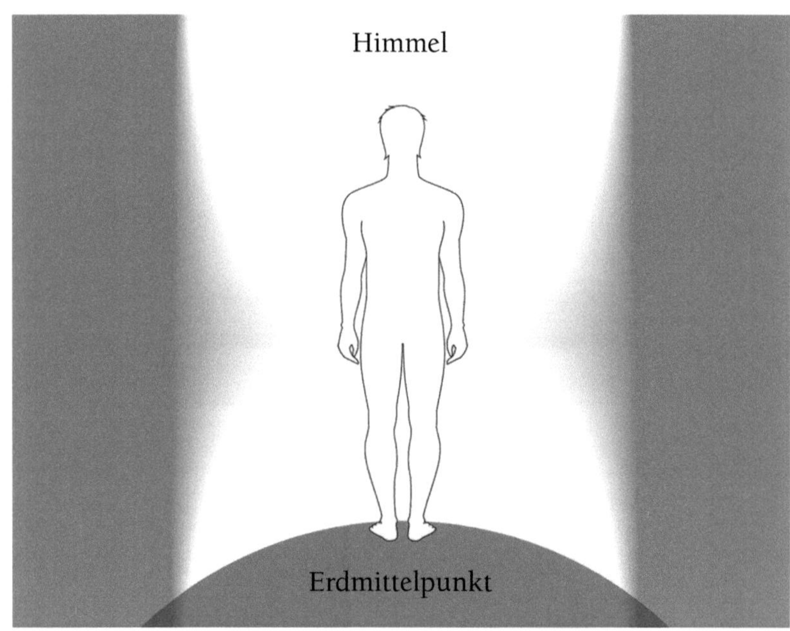

Beispiel für die Christussäule, stehend

Du hältst das höchste Gut, ein Geschenk Gottes, zwischen deinen Händen. Erspürst du diese Energie mit deinen Händen, verbindest du dich mit dem Göttlichen. Je nachdem, wie es sich für dich am besten und wohligsten anfühlt, hältst du deine Hände weiterhin bequem neben, über oder auf deinem Körper. Wichtig ist, dass sich bei allen Varianten die Hände nicht berühren. So bildet sich nur durch deine bewusste Aufmerksamkeit die Christussäule zwischen deinen Händen und weitet sich in dir und um dich herum aus. Du befindest dich in einer Lichtsäule, und es ist gleich, ob du sitzt, liegst oder stehst.

Verbundene Atmung

Diese Übung lädt dich mit Energie auf und hilft, blockierte Emotionen zu befreien. Solltest du Schwierigkeiten mit der verbundenen Atmung haben, reicht es aus, deine Atmung zu beobachten. Diese Beobachtung führt zu Gefühlen von Harmonie und Frieden.

Setze oder lege dich bequem hin, schließe deine Augen, richte deinen Rücken auf und sei entspannt.

Atme durch die Nase ein und aus.

Mache keine Pause zwischen Ein- und Ausatmung.

Ein- und Ausatmung haben die gleiche Länge, atme tief und sanft in einem gleichmäßigen Rhythmus.

Übe diese verbundene Atmung so oft wie möglich.

Sollten sich körperliche oder emotionale Reaktionen zeigen, beobachte sie und lasse sie gehen. Falls du von Emotionen überspült wirst, verlangsame deinen Atemrhythmus und verringere das eingeatmete Luftvolumen.

Emotionale Reaktionen sind ein Indikator für unverarbeitete Ladungen. Diese können durch die verbundene Atmung in das Bewusstsein gehoben und abgelöst werden. Habe Vertrauen in dich und deinen Prozess.

Die verbundene Atmung wird grundsätzlich zur Unterstützung der Affirmationen angewendet. Lade dich während einiger Minuten mit Hilfe dieser Atmung auf. Richte danach deine Aufmerksamkeit in beide Hände gleichzeitig, sprich oder denke einmal deine Affirmation, bleibe mit deiner Aufmerksamkeit in deinen Händen und lasse alles weitere geschehen.

Die zwölf Geisteskräfte

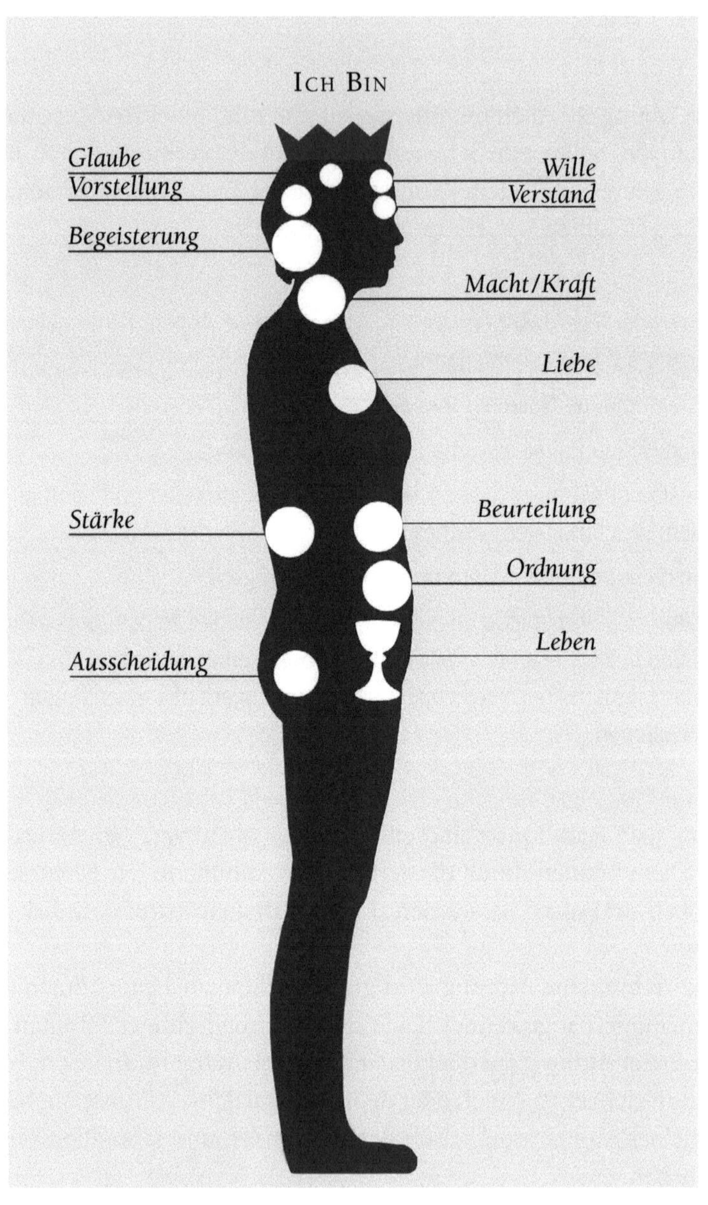

Jegliches Leben auf Erden folgt einem bestimmten Plan. Aus einem Blumensamen entwickelt sich unter guten Bedingungen eine Blume. Das Wissen um den richtigen Zeitpunkt ist bereits im Samen angelegt. Die Blume weiß genau, wann sie den Stengel entwickeln und sprießen lassen muss. Die Blätter erscheinen wie von selbst; all das ist nach ihrem Bauplan gesteuert. Die Knospe erscheint, und unter günstigen, natürlichen Umständen kann keine Macht der Welt sie daran hindern, sich zu entfalten. Niemand kann diese Entwicklung beschleunigen oder verlangsamen. Sie entfaltet sich und verströmt ihren Duft. Sie zeigt sich in ihrer vollendeten Schönheit. In der Blume zeigt sich dieser Bauplan wieder und wieder in der gleichen Art und Weise. Beim Menschen ist es ähnlich; im Gegensatz zur Blume sind wir jedoch kreative Wesen und können durch unsere Geisteskräfte Einfluss auf unsere Entfaltung und Entwicklung nehmen. Wir können durch das bewusste Benutzen unserer Geisteskräfte günstige Bedingungen für uns schaffen oder wiederherstellen und unseren Kreationen Form geben.

Wenn sich ein neues menschliches Leben im Mutterleib entwickelt, passieren wundersame Dinge. Die Ursprungs-Eizelle und die Samenzelle sind zusammengekommen. Ein Prozess der Zellteilung beginnt, wobei sich die ersten acht Zellen, unsere embryonalen Stammzellen, in den ersten zwei Wochen gleichen. Sie werden sich unser Leben lang nicht mehr verändern.

Nach vierzehn Tagen jedoch beginnen verschiedene Zellen, sich zu differenzieren. Je nach ihrer späteren Aufgabe bilden sich spezifische Zellen heran. Zugleich beginnt das Zellgebilde, das anfänglich eine Kugelform hatte, sich auf eine bestimmte Art und Weise zu falten und zu »organisieren«, so dass die Organe und die Körperform entstehen. Aus menschlichen Ei- und Samenzellen entstehen menschliche Wesen; ohne unser weiteres Zutun entwickelt sich das menschliche Leben nach einem intelligenten Muster. Diese Intelligenz ist die göttliche Matrix, in der unser vollkommenes Sein auf allen Ebenen enthalten ist. Diese Intelligenz ist das Höchste und Beste für uns in unserem gesamten Sein.

Für unsere Entstehung, Menschwerdung und allgemeine Entwicklung ist diese Intelligenz der allumfassende Meisterplan. Um die Energie für deine Entwicklung zu kanalisieren, hast du Schaltzentralen, die eine Steuerfunktion übernehmen. Da ist zuallererst der Nabel zu erwähnen, an dessen Stelle beim Embryo die nährende Energie spiralförmig hineinströmt und von dort aus für die verschiedenen Aufgaben und Bereiche geordnet wird. So befindet sich direkt hinter dem Nabel die Geisteskraft der Ordnung, die sowohl beim Embryo als auch beim erwachsenen Menschen eine wichtige Rolle spielt. Ähnlich verhält es sich mit den anderen Geisteskräften an verschiedenen Drüsen und Nervengeflechten, die alle eine bestimmte Aufgabe in diesem Meisterplan erfüllen.

Diese Schaltzentralen formen deine zwölf Geisteskräfte, von denen jeweils sechs im Kopf und sechs im Rumpf angeordnet sind. Wenn sie im Einklang mit deiner göttlichen Bestimmung schwingen, befindest du dich in einem glückseligen und harmonischen Zustand. Im Falle von Disharmonien kannst du sie zur Lösung von Problemen und zur Heilung von Belastungen aller Art benutzen und dich wieder an den göttlichen Meisterplan anschließen.

Deine Körpersysteme wie zum Beispiel Nerven-, Blut- und Lymphsystem sind jeweils eigenständige in sich geschlossene Systeme, aber sie sind dennoch alle voneinander abhängig. Sie speisen und unterstützen sich gegenseitig. So sind auch die Geisteskräfte ein eigenständiges System und nicht gleichzusetzen oder zu verwechseln mit den Chakras. Es gibt einen Bezug zu den Organen, der aber nur begrenzt zu sehen ist. Bitte beachte: Wenn alle Systeme ausgewogen miteinander schwingen, bist du HEIL. So, wie bei einer Uhr. Funktioniert auch nur das kleinste Rädchen nicht, bleibt die ganze Uhr stehen oder hat eine Fehlfunktion. Daher beeinflusst das Arbeiten an einer Geisteskraft immer das gesamte System und die gesamten Organe. Keine Geisteskraft ist wichtiger oder weniger wichtig als eine andere Geisteskraft.

Im Kopf sind deine bewussten Kräfte angeordnet; das Verstehen, der Wille, der Glaube, die Vorstellung, die Begeisterung sowie Macht/Kraft. Im Rumpf findest du die Liebe, Beurteilung, Stärke, Ordnung, Ausscheidung und das Leben.

Diese Kräfte regeln auf bewusstem und unbewusstem Niveau deine Funktionen, steuern deine Entwicklungsmöglichkeiten und ermöglichen dir körperliche und geistige Heilung. Ursprünglich warst du dir deines vollen Potentials bewusst, hast dich aber im Laufe deiner Reise durch die Inkarnationen in deine körperliche Begrenzung zurückgezogen. Die Quantenheilung der Geisteskräfte belichtet deine verborgenen Kräfte. Mit der Kenntnis über die Geisteskräfte entfesselst du dein vorgeburtliches Potential, und aus blockierten Emotionen wird geballte Antriebskraft. Aus Glaube wird Wissen; der Zugang zum kosmischen Wissen öffnet sich. Heilung wird selbst-verständlich. Die Atemübungen, die bewusst gesprochenen Affirmationen und die Christussäule sind die Katalysatoren für deine Transformation und werden standardmäßig für die Quantenheilung der Geisteskräfte angewendet.

Wir selbst arbeiten seit über dreißig Jahren mit den Geisteskräften. Wir wurden dabei von Catherine Ponder inspiriert, der wir aus tiefstem Herzen für ihre Arbeit danken. Wir durften unzählige Heilungen an uns und an anderen erleben. Wir wünschen dir das Höchste und Beste in deinem gesamten SEIN und wollen dich anspornen und ermutigen, die Herrschaft über deine Geisteskräfte zu erlangen.

> »Licht durchleuchtet und erleuchtet, löst und erlöst alles, was mich hindert, Ich Bin zu sein. Alles Was Ist unterstützt mich, Ich Bin zu sein.«
>
> Mysara Karmi

Die Geisteskraft des Verstehens

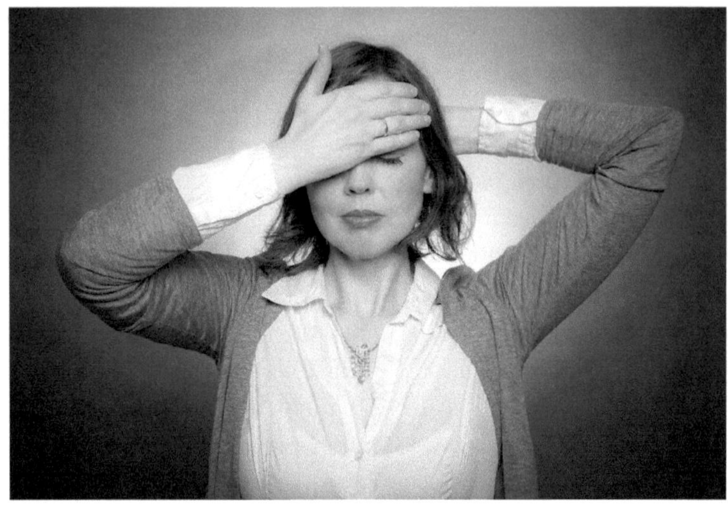

Sitz: In der Mitte der Stirn knapp über den Augenbrauen im Vorderhirn.

Organzugehörigkeit: Hypophyse, Gehirn, Augen, Leber, Nase, Ohren, Beine und Füße.

Entwicklungsmöglichkeiten: Seelenplan erkennen und verstehen, Hellsichtigkeit, universelles Verstehen, Entwicklung der Heilkraft und Intuition.

Dein erstes Geisteszentrum befindet sich in der Mitte deiner Stirn knapp über den Augenbrauen im Vorderhirn. Dies ist das Tor zu den Hallen universellen Verstehens. Hier ist das gesamte Wissen von Anbeginn bis in die Ewigkeit gespeichert. Werden körperliche und geistige Disharmonien mit dem Licht des Verstehens geflutet, sind Hellsehen, Hellfühlen, Verständnis für Situationen und Umstände sowie spontane gesundheitliche Verbesserungen nicht selten die Folge dieser Toröffnung. Mit jeder Wiederholung der Affirmation »Licht, Ich Bin Licht« belichtest du dein Verstehen.

Heilung ist selbst-verständlich. Dein Verstehen wirkt sich auf alle weiteren Geisteskräfte aus und beeinflusst maßgeblich dein Wohlergehen, deinen Wohlstand. Erst wenn du etwas verstanden hast, kannst du angemessen handeln, weil dein gesamtes SEIN von dem Verstehen durchdrungen ist. Verstehen schafft Bewusstsein, und dein Handeln bekommt einen Sinn. Der Unterschied zwischen einer Handlung und einer bewussten Handlung ist die Stärke der Vibration in der Intention. Wenn zum Beispiel Jesus die Hände auflegte, tat er das in einem bestimmten Bewusstsein, dem Christusbewusstsein. Wenn jemand anderes ihn nachahmt, aber nicht im Christusbewusstsein ist, wird das Resultat ein anderes sein. Das bewusste Anwenden der Affirmationen im Zusammenhang mit den Geisteskräften erhöht die Wirksamkeit immens.

Ist das Prinzip verstanden, kannst du bei jeder Gelegenheit und in jeder Situation das Positive bejahen oder affirmieren, ohne jede einzelne Affirmation auswendig zu lernen (siehe Kapitel: »Affirmationen und Verneinungen«). Das Verstehen wirkt mit dem Willen zusammen, der vom Verstand geleitet werden muss und nicht eigenwillig handelt. Deine Weisheit, deine Kenntnis und dein Wissen vereinen sich in deinem Verstand. Dein intuitives Wissen und Verstehen nimmst du in der Stille wahr.

Wie bekommst du das, was du willst? Du fragst! Die Antworten und Geistesblitze fallen dir dann ein. Manchmal wird gesagt: »Das ist ein heller Kopf«, wenn über einen intelligenten Menschen gesprochen wird. Menschen, bei denen die Geisteskraft des Verstehens gereinigt oder angeregt wird, berichten oft, dass sie ein Licht sähen. Dieses Licht kann sich in den gesamten Körper ergießen und vollkommene Ordnung und Harmonie herstellen.

Eine Erkenntnis aus der Quantenphysik ist, dass jegliche Materie oder jegliche Realität als Energie und Schwingung wahrgenommen werden kann. Jegliche Materie besteht aus Licht und Vibration. Wenn du etwas verstanden hast, benutzt du in der Quantenheilung der Geisteskräfte deine Intentionen, um Licht in Materie oder Realitäten zu manifestieren. Deine Geisteskraft des Verstehens steht dabei an erster

Stelle, weil du immer das manifestierst, was du verstanden hast und wovon dein Bewusstsein durchdrungen ist.

So, wie der Wille stark mit den Händen, dem Handeln verbunden ist, ist das Verstehen mit den Füßen verbunden. Mit beiden zusammen bekommt etwas »Hand und Fuß«. Wenn der intuitive Verstand geübt und entwickelt wird, führt dies natürlicherweise zu einem Wohlstand. Disharmonien im Verstehen können sich in Problemen mit Beinen und Füßen zeigen. Durch das Aktivieren und Reinhalten deines Verstandes versorgst du dich mit reinen Informationen, und Ordnung und Harmonie stellen sich ein.

»Und Gott sprach: ›Es werde Licht! Und es ward Licht.‹«

Genesis 1,3

Die Affirmationen werden grundsätzlich durch die verbundene Atmung und das Wahrnehmen beider Hände gleichzeitig unterstützt. Dabei ruhen die Hände auf, neben oder über dem Körper.

(Siehe Kapitel: »Das Licht in deinen Händen«)

Affirmation:

Ich Bin Licht! Licht flutet jede einzelne Zelle meines Körpers, jeden Gedanken, jede Situation, alle meine Angelegenheiten und Umstände. Alles, was mich hindert, mein eigenes Licht und das Licht eines jeden anderen wahrzunehmen und anzunehmen, wird durchleuchtet und erleuchtet, gelöst und erlöst, von Anbeginn bis in die Ewigkeit. Christus in mir zieht jetzt alles in mein Leben, was ich brauche, um die Wahrheit zu verstehen. Ich Bin Licht.

Die Geisteskraft des Willens

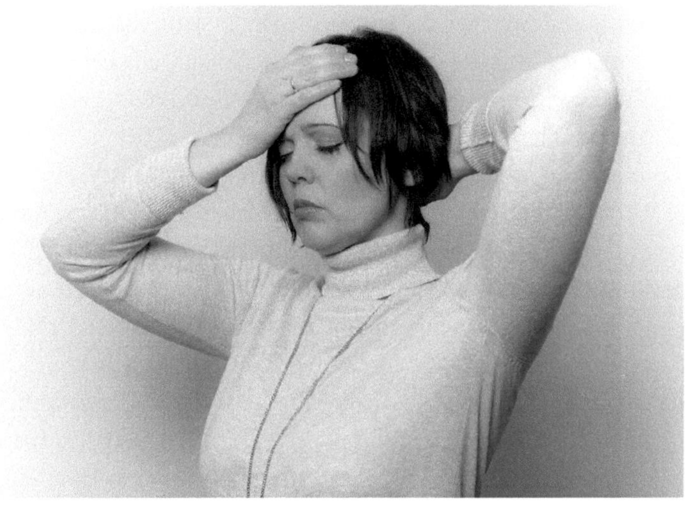

Sitz: In der Mitte der Stirn im Vorderhirn, über der Geisteskraft des Verstehens.

Organzugehörigkeit: Hypophyse, Gehirn, Augen, Nase, Ohren, Gleichgewichtssinn, Nieren, Nackenmuskulatur und Halswirbelsäule.

Entwicklungsmöglichkeiten: Erkennen der höchsten und besten Lösung für jedes Problem, Willensstärke und Durchhaltevermögen zum Erreichen der höchsten Ziele, Entwicklung der Heilkraft.

»Der Körper ist unser Garten... und der Wille der Gärtner.«
William Shakespeare

Hier ist das höchste Gut an Gesundheit, Partnerschaft, Berufung und Finanzen eingebettet. Auch die höchste und beste Lösung für jedes Problem ist hier bereits vorhanden. Der göttliche Wille ist ausschließlich höchstes Wohlwollen für dich, in allen und allem.

Die Geisteskraft des Willens ist der Zwilling der Kraft des Verstehens. Dabei leitet das intuitive Verstehen den Willen. Es ist ein inneres Verstehen, als ob das, was du willst, geprüft wird und intuitiv das Optimale und Richtige erkannt wird. Dein Wille ist ein sehr wichtiges Element, ohne deinen Lebenswillen kannst du dich nicht am Leben erhalten. Ohne ihn kannst du dir keine Ziele stecken und dein Leben nicht in gute Bahnen leiten.

Was willst du? Was sind deine tiefsten und innigsten Wünsche? Sind diese Wünsche für dich und andere gleichermaßen gut? Oft glauben wir, dass wir dasjenige, was wir wollen, nicht erreichen können, sei es eine Genesung, ein bestimmter Beruf oder eine Fähigkeit. Hier ist der Wille, vereinigt mit dem Glauben und dem Verstehen, verankert im Höchsten und Besten für uns und andere, eine großartige Antriebskraft.

Der Wille leitet unermüdlich alles an die anderen Geisteskräfte weiter, was er von der Geisteskraft des Verstehens empfängt. Er hat daher eine Schlüsselposition. Dein Wille ist die Basis für dein Handeln, dein gesamter Körper und alle Organe werden hierdurch in Bewegung gesetzt und instruiert. Er muss jedoch zusammen mit dem intuitiven Verstehen benutzt werden, sonst überforderst du dich oder willst Sachen erzwingen. Dies ist dann Eigenwilligkeit, die zu Unheil leiten kann. Daher will das Benutzen der Geisteskraft des Willens geübt werden, bis sie vollkommen zu deinem eigenen und zum HEIL aller beiträgt. Wie alle im Kopf befindlichen Geisteskräfte, ist der Wille eng mit den Sinnesorganen gekoppelt, besonders mit den Ohren.

Manche Menschen haben Schwierigkeiten zu sagen: »Dein Wille geschehe«, weil sie meinen, dass Gottes Wille vielleicht nicht das Richtige für sie sei. Gottes Wille ist jedoch immer das Höchste und Beste für dich, sein Wille ist immer der kürzeste Weg aus jeglichem Leid. Wenn dein Wille auch das Höchste und Beste für dich und andere ist, bist du mit Gottes Willen vereint, wodurch du über eine unendliche Energie verfügst. »Durch Dich geschieht Dein Wille in mir.« Durch die Meditation über die Worte: »Dein Wille geschieht« öffnet sich dein Geisteszentrum des Willens, und die Christusenergie wirkt in deinem ganzen SEIN.

Affirmation:

Licht durchleuchtet und erleuchtet, löst und erlöst von Anbeginn bis in die Ewigkeit alles, was mich hindert, den höchsten Willen wahrzunehmen, anzunehmen und durchzusetzen. ICH BIN Gottes Wille – Gottes Wille passiert mein ganzes SEIN.

Die Geisteskraft des Glaubens

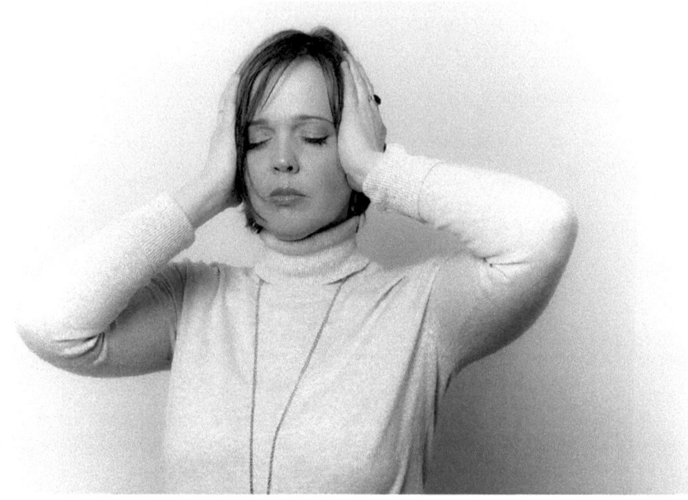

Sitz: Dicht über den Ohren und nahe der Augen, mittig im Gehirn beim *Corpus Callosum*, der Stelle, an der beide Gehirnhälften miteinander verbunden sind.
Glaube ist dem Willen, Verstehen und der Vorstellung übergeordnet.

Organzugehörigkeit: Epiphyse, Nervensystem, Gehirn, Schläfen, Stirn- und Nasennebenhöhlen, Geruchssinn, Lunge und Zehen.

Entwicklungsmöglichkeiten: Glaube ist die Meisterkraft, die selbst das Unumstößliche, das Unabänderliche in wahres Heil und Gut verwandelt, Entwicklung der Heilkraft und Intuition.

»Glaube ist die Ahnung vergessenen Wissens.«

Mysara Karmi

Direkt über deinem Kopf erstrahlt die königliche, alles bewegende und verändernde Kraft des göttlichen Glaubens. Aktivierst du diese königliche Energie, lösen sich sämtliche Glaubensmuster und Suggestionen, die nicht der

Wahrheit entsprechen. Die Wort- und Gedankenenergie »Glaube« löst und lichtet die Schleier deines vergessenen Wissens. Ich Bin *erfüllt vom Licht der Wahrheit.*

Glaube ist ein übergeordnetes Prinzip und bezieht sich auf weit mehr als den religiösen Glauben. Jeder Mensch glaubt an etwas und richtet sein Leben nach seinen Glaubenssätzen und Überzeugungen aus. Göttlicher Glaube bejaht immer das Höchste und Beste in jedem und für jeden Menschen; für alle und alles. Göttlicher Glaube bejaht niemals Glaube an Elend, Krankheit und Leid. Gott vererbt keine Krankheiten und Probleme. Wir sind nach dem Ebenbild Gottes erschaffen.

Menschen, die an das Gute, Höchste und Beste im Menschen glauben – sei es innerhalb ihrer Religion oder auch nicht – und sich dafür einsetzen, bejahen automatisch dieses göttliche Prinzip, auch wenn sie es nicht so nennen. Was glaubst du, wer du bist? Was, glaubst du, sind andere? Wie haben sie deinem Glauben nach zu sein?

Glaube ist der Filter, durch den all deine Wahrnehmungen laufen. Dein Glaube richtet deine Wahrnehmung aus, da du das wahrnimmst, an das du glaubst. Wenn du zum Beispiel glaubst, dass Geld schlecht ist oder dass Jugendliche unhöflich sind, wirst du genau das wahrnehmen und in dementsprechende Situationen geraten. Dir geschieht nach deinem Glauben. Es »erscheint« immer das, was du mit dem Licht deines Glaubens belichtest. So verhält es sich mit allem, worauf du deine Aufmerksamkeit richtest.

Dein Glaube ist eine mächtige Kraft der Manifestation. Er ist dein Fundament, weil darauf alles erschaffen und erbaut wird, woran du glaubst. Göttlicher Glaube ist immer einfach und unkompliziert; immer das Höchste und Beste in allen und allem zu sehen, so dass es erscheinen kann. Oft gab es Visionäre wie Gandhi oder Nelson Mandela, die nicht von ihrem Glauben abwichen und für Nationen oder die gesamte Menschheit Großes erschufen. Auch du kannst das. Indem du dich selbst befreist, vollbringst du die größte Tat, die ein Mensch verrichten kann. Andere werden dir folgen. Eine bewusste Entscheidung kann deinen Glauben auf das Höchste und Beste ausrichten, weil alles andere nicht in der Wahrheit und deiner göttlichen Bestimmung ist. Das göttliche Licht ist in uns allen. Indem du daran glaubst und es bejahst, zeigt es sich. Es ist immer wieder deine innere Ausrichtung in jeder Situation, in jeder Tat und in jedem Gedanken, die die entsprechenden Resultate bewirkt.

Durch die konsequente Ausrichtung auf das Höchste und Beste erscheint dieses Licht in der Form von Heilungen, Segnungen und Wohlsein. Wohlsein stellt sich ein. Selbst wenn deine jetzige Situation schwierig sein sollte, richtet dich dein Glaube an die Lösung deiner Situation neu aus. Mache dir keine Sorgen, wie du die Lösung erreichst, sondern richte dich immer wieder auf das Resultat und erwarte es. Wenn du dieses Prinzip anwendest und du deine Geisteskraft des Glaubens entwickelst, zeigt sich automatisch dein intuitives Wissen. Damit öffnest du die Tür zum kosmischen Wissen, und die Wahrheit zeigt sich in deinem Geist. Indem du diese Wahrheit glaubst, hast du ein festes, unerschütterliches Wissen, da aus Glaube Wissen geworden ist.

Eine Seminarteilnehmerin:

»Ich befand mich in einer desolaten finanziellen Situation. Ich hatte nicht genug Geld, um mich und meinen Sohn über die Runden zu bringen. Ich hatte mich gerade von meinem damaligen Freund getrennt, in dessen Haus wir noch drei Monate bleiben durften. Solange hatte er mir Kündigungsfrist gegeben. Aber wie sollte ich eine bezahlbare Wohnung finden? Sehr großen Schmerz bereitete mir auch die Lage meiner Schwester, die in Schulden von weit mehr als 100.000 DM verstrickt war. Ihr Geschäftspartner hatte ohne ihr Wissen die doppelte Summe in Projekte gesteckt und all dieses Geld verloren. Dadurch war das Geschäft pleitegegangen, aber als Teilhaberin hatte sie jetzt diese Schulden bei der Bank und wusste weder ein noch aus. Sie hatte keine Arbeit mehr und zwei kleine Kinder zu versorgen.

Ich wusste allerdings um die Ideen positiven Denkens und hatte einen starken Glauben. Ich wusste jedoch nicht, wie ich diesen Glauben ›anwenden‹ konnte, um die Lösung dieses Leids zu ermöglichen. Ich betete und machte währendessen Atemübungen, die ich irgendwo gelesen hatte. Tief im Herzen wusste ich, dass diese scheinbar hoffnungslose Situation nicht die Wahrheit sein konnte. Ich wollte die Lösung finden! Jemand schenkte mir Anfang Juni verfrüht zum Geburtstag ein Buch über Feng Shui, also fing ich an aufzuräumen. Ich schuf Ordnung und trennte mich von allem Überflüssigen. Alles, was mit Schmerz und Leid verbunden war, musste meinen Wirkungskreis verlassen, und war es noch so schön.

Das tat ich sehr gründlich, am Ende fand sich in meinem Kleiderschrank nur noch die abgezählte Kleidung für eine Woche. Auch meine Möbel hatte ich zum größten Teil weggegeben. Ich saß also auf Kisten und Kästen in meiner fast leeren Wohnung, die ich auch verlassen musste. Von meinem letzen Geld finanzierte ich mir Besuche in der Sauna, da ich es zu Hause nicht mehr aushielt. Dort versenkte ich mich stundenlang in Atemübungen und Gebete, wo ich mir die Lösung unserer Situation vorstellte. In diesen meditativen Zuständen bekam ich Bilder von einer wunderschönen Wohnung mit einer gelben Küche. Später wurde mir klar, dass es die göttliche Vorstellung meines späteren Hauses war. Einmal hörte ich wärend meiner Medition deutlich die Worte: ›Im Oktober bist du schuldenfrei!‹ Sofort rief ich meine Schwester an und sagte ihr das in vollster Überzeugung. Und das Tollste war: Sie glaubte mir, obwohl wir beide nicht wussten, wie das überhaupt gehen sollte!

Ich spielte Lotto, da es mein sehnlichster Wunsch war, mich und meine Schwester aus unserem Leid zu befreien. Damals kannte ich noch keine Quantenheilung und habe es auch nicht so genannt, aber heute weiß ich, dass ich genau diese Prinzipien anwendete. Eines Abends war die Situation jedoch verzweifelter denn je, die Kündigungsfrist war beinahe abgelaufen, ich hatte nicht einmal mehr ein Sofa, um darauf zu sitzen, und von einer Verbesserung war weit und breit keine Spur. Ich schimpfte sogar mit Gott, weil ich meinte, dass er uns schön sitzengelassen hätte!

In der darauf folgenden Nacht träumte ich von einem Lottogewinn und dass ich aufpassen sollte, denn jemand wolle ihn mir streitig machen. Am nächsten Tag begab ich mich in Windeseile in die Lottoannahmestelle und ließ den Schein überprüfen. Damals gab es noch keinen Display wie heute, so dass ich das Resultat nicht einsehen konnte. Die Dame meinte, dass kein Gewinn auf dem Schein wäre. Bei der nächsten Lottoannahme fragte mich die Angestellte, ob sie den Schein wegschmeißen solle, da kein Gewinn darauf wäre. Wie von selbst streckte ich meine Hand aus und verlangte den Schein zurück. So befand ich mich schließlich im dritten Lottoladen. Und das Wunder geschah: Die Frau an der Kasse bestätigte mir, außer sich vor Freude, dass ich bei ›Spiel 77‹ eine ansehnliche Summe gewonnen hätte! Zuerst konnte ich es gar nicht fassen, aber das Wunder war Wirklichkeit geworden. Auf einen Schlag war ich meine finanziellen Sorgen losgeworden. Meine Schwester war schuldenfrei, und auch einigen anderen Leuten gab ich Summen, die nötig waren, um ihnen aus der Patsche zu helfen. Von dem Rest konnte ich ein Haus anbezahlen, das eine gelbe Küche hatte und genau so war, wie es mir in meiner Vorstellung erschienen war! Gottvater sei Dank!«

»Und ich sage dir auch:
Du bist Petrus, und auf diesem Felsen will ich
meine Gemeinde bauen,
und die Pforten der Hölle sollen sie nicht überwältigen.
Ich will dir die Schlüssel des Himmelreichs geben:
Alles, was du auf Erden binden wirst,
soll auch im Himmel gebunden sein,
und alles, was du auf Erden lösen wirst,
soll auch im Himmel gelöst werden.«

Matthäus 16,18,19

Affirmation:

Licht durchleuchtet und erleuchtet, löst und erlöst, von Anbeginn bis in die Ewigkeit jegliches Glaubensmuster und jegliche Suggestion und deren Auswirkungen, die mich hindern, an meine höchsten Ziele zu glauben, sie wahrzunehmen, anzunehmen und umzusetzen. Ich Bin erfüllt von königlich machtvollem Glauben.

Die Geisteskraft der Vorstellung

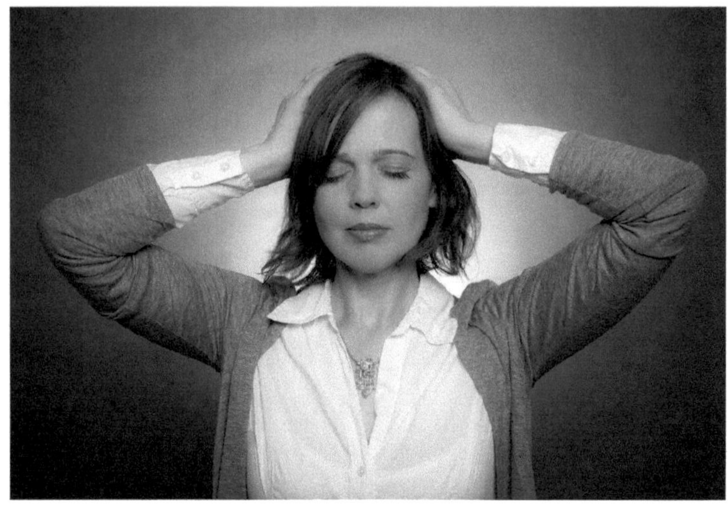

Sitz: In der Gehirnmitte in der Nähe der Hypophyse

Organzugehörigkeit: Hypophyse, Gehirn, Augen, Nase, Ohren.

Entwicklungsmöglichkeiten: Dem Fluss des Lebens vertrauen, loslassen, Geduld, Hingabe, das Leben sich entfalten lassen, das Höchste und das Beste darf sich präsentieren, Entwicklung der Heilkraft und Intuition.

Richte nun deine Aufmerksamkeit in die Mitte deines Hinterkopfes. Dieses Tor führt in den Raum der vollendeten Vorstellung.

Du bist in Kontakt mit deiner Kraft der Vorstellung. Hier lernst du, geduldig abzuwarten, bis die Zeit der vollkommenen Vorstellung gekommen ist. Aus diesem Raum heraus werden dir die höchsten und besten Vorstellungen präsentiert, und du lässt sie dir vorstellen. Bist du mit dieser Energie vertraut, wartest du geduldig den rechten Zeitpunkt ab und erhältst nur das Höchste und Beste aus deiner Kraft der Vorstellung. Auch hier kannst du mit der Macht deines Ich Bin die Vorhänge der Illusion lüften und deine natürliche

Hellsichtigkeit zurückerlangen. Stell dir vor, du gehst in eine Vorstellung, eine Theatervorstellung. Was machst du dabei? Du setzt dich bequem in einen Sessel und schaust zu. Du lässt dir etwas vorstellen, etwas präsentieren, aber du wirkst dabei nicht mit. Wenn du aber deine eigene Vorstellung davorstellst, siehst du nicht die realistischen Darsteller des wahren Theaterstückes, sondern nur deine eigene Leinwand mit deinen selbstgemachten Vorstellungen. Du siehst deine »Vater-Morgana« (kein Rechtschreibfehler!).

Wenn du im Saal aufstehst und glaubst, deine eigene Vorstellung, dein eigenes Bühnenstück inszenieren zu müssen, dann wirkt deine eingeschränkte Vorstellung, die nicht aus deinem Ich Bin kommt. Also warte geduldig, bis die Vorhänge, die Schleier gelüftet werden, und lass deine Vorstellung weg, damit sich nichts davorstellen kann.

Sich die Vorstellung präsentieren zu lassen, kommt aus dem **Präsens**, aus der Gegenwart, aus dem Moment, aus dem Jetzt. Anstatt immer wieder vorgefertigte Vorstellungen in der Form von Erinnerungen oder von in die Zukunft projektierten Bildern ablaufen zu lassen, gib dir die Chance, mit Hilfe deiner Aufmerksamkeit und deines Bewusstseins die Wahrheit zu sehen. Beobachte deine inneren Bilder und Filme. Mit etwas Übung erkennst du immer leichter, wann es sich dabei um alte Programmierungen oder Wunschvorstellungen handelt. Du kannst auch erkennen, wenn dir nach einer Frage oder einer Intention nichtvorgefertigte Bilder einfallen. Das können zum Beispiel Farben, Ideen, Wörter, geometrische Figuren oder Symbole sein. Ein Merkmal ist, dass du dir diese Dinge nicht vorher überlegt hast, sie »erscheinen« einfach. Du lässt es geschehen und beobachtest diese Vorstellung.

> Eine Klientin hatte in der Werkstatt ihres Mannes aufgeräumt und viel Abfall zur Mülldeponie gebracht. Dabei war jedoch auch ein kostspieliges Dichtgummi für die beim Transport zerbrochene Frontscheibe eines Baggers abhanden gekommen. Der Ehemann war über die Aufräumaktion ziemlich erzürnt und fragte sie, ob sie die 250 € für das Gummi hätte. Sie hatte jedoch das Geld nicht. Also bat sie Gott in der vollsten Überzeugung

einer guten Lösung um Rat. Sie sagte zu Gott, dass sie sich keinen Rat wüsste, sich aber sicher wäre, dass er eine Lösung finden würde. Sie ging in die Christussäule und ließ das Problem los. Sie meinte danach zu ihrem Mann, dass man ja die Versicherung für Transportschäden einschalten könne, die sie schon jahrelang hätten, aber noch nie in Anspruch genommen hatten, obwohl schon öfter kleinere Reparaturen an Maschinen nach einem Transport nötig waren. Der Versicherungsagent meinte auf die diesbezügliche Nachfrage, dass er zwei Nachrichten hätte, eine schlechte und eine gute. Die schlechte: Der Vertrag zur Transportversicherung läge seit Jahren nicht unterschrieben in seiner Schreibtischschublade. Die gute: Die Versicherung würde trotzdem zahlen, nämlich das Dichtgummi für 250 € und die kaputte Frontscheibe für 350 €, weil der Mann der Versicherung viele Klienten geschickt hätte!

Affirmation:

ICH BIN Gottes vollkommene Vorstellung. Sämtliche Schleier der Illusion von Mangel und Disharmonie, die mich hindern, die höchste und beste Vorstellung von meinem Körper und all meinen Angelegenheiten wahrzunehmen und anzunehmen, werden jetzt von Anbeginn bis in die Ewigkeit transformiert, gelöst und erlöst.

Die Geisteskraft der Begeisterung

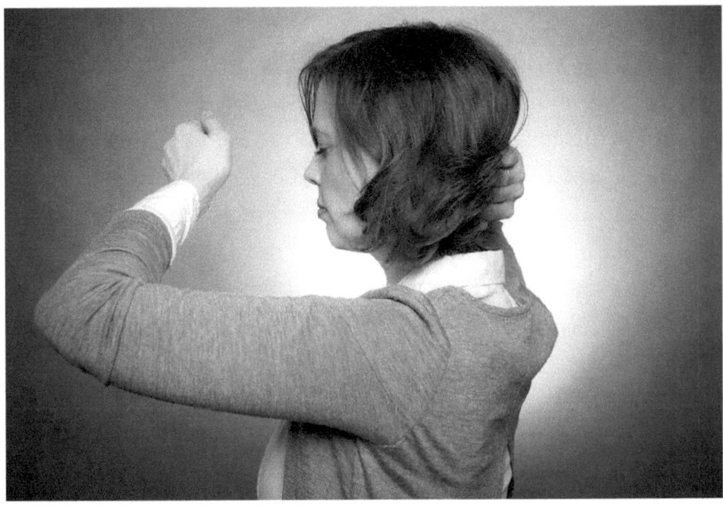

Sitz: An der Gehirnbasis im Nacken auf der Scheidelinie von Kopf und Hals. Verbindung mit dem Nervensystem, *Medulla Oblongata.*

Organzugehörigkeit: Nervensystem, Rückenmark, Nackenmuskulatur, Halswirbelsäule, Zunge, Herz, Arme und Hände.

Entwicklungsmöglichkeiten: Begeisterungsfähigkeit, Erkennen der wahren Herkunft, Bestimmung und Einzigartigkeit, Verbindung zur der geistigen Welt, Intuition, Hellfühligkeit, Hellhörigkeit, Entwicklung der Heilkraft und Intuition.

Am Übergang vom Hinterkopf zum Nacken öffnet sich das nächste Tor. Es unterscheidet sich von den anderen durch seine außerordentliche Brillanz und Klarheit. Du befindest dich im »Hauch Gottes«. Weder ein Wort noch ein Bild kann die Schönheit und die Vollkommenheit dieser Energie beschreiben. Sie durchstrahlt dein ganzes SEIN. *Hier pulsiert ewiglich deine Begeisterungsfähigkeit. Dies ist heilige Energie, ein Heiligtum, dein Heiligtum. Auf der Reise durch deine Inkarnationen bist du nun an einem Punkt angelangt, dich an deine wahre Herkunft und deine Bestimmung zu erinnern, dich wieder mit der Urquelle allen SEINS zu verbinden. Hier ist dein Tisch gedeckt und dein Becher bis zum Rande gefüllt. Sämtliche Fähigkeiten deiner Bestimmung, deine einzigartige Genialität und unermesslicher Reichtum stehen hier für dich bereit. Hier sind alle Gaben für dich bereitgestellt. Mit folgenden Worten heben wir für immerwährende Zeiten deine Schätze ins bewusste SEIN: »Licht durchleuchtet und erleuchtet, löst und erlöst von Anbeginn bis in die Ewigkeit alles, was mich hindert, meine wahre Bestimmung, Einzigartigkeit, Genialität und alle meine Fähigkeiten wahrzunehmen, anzunehmen und auszubilden. Licht sprengt die Schleusen, und Begeisterung flutet mein ganzes SEIN.« Mit diesen Worten hebst du die Deckel deiner Schatzkisten und erkennst, dass das Reich Gottes bereits in dir ist.*

Die Geisteskraft der Begeisterung ist dein Antriebsmotor für das Ausführen deiner Ideen und das Verwirklichen deiner Projekte. Der Sitz am oberen Ende der *Medulla Oblongata* an der Gehirnbasis zeigt dir eine der Aufgaben dieser Geisteskraft: die Vereinigung von Körper und Geist. Sie wird als »Mund Gottes« (vergleiche Kriya Yoga) bezeichnet, weil du hier begeistert wirst. Hier findet die Inspiration durch den »Hauch Gottes« statt. Von hier aus strömt sie zu den höher und tiefer gelegenen Geisteskräften, und deine Liebe bahnt ihr den Weg. Deine Liebe bestimmt, was du mit dem Zündfunken der Begeisterung zum Leben erweckst. Genau wie bei allen anderen Geisteskräften solltest du dich auch hier vom Höchsten und Besten leiten lassen, um das Höchste und Beste zu erreichen. Hierbei geht es sowohl um das Erreichen und Haben des Höchsten und Besten als auch darum, selbst das Höchste und Beste zu sein und es an alle deine Mitwesen auszusenden. Damit ist kein Konkurrenzdenken gemeint, sondern es geht vielmehr darum, sich als das Höchste und Beste wahrzunehmen und anzunehmen, wie alle anderen auch.

Oft spürst du ein stärkeres Herzklopfen, wenn in Diskussionen bestimmte Themen berührt werden, die dir am Herzen liegen. Es drängt dich dann, auch etwas zu diesem Thema beizutragen. Dein Herz ist hierbei ein deutlicher Wegweiser zu demjenigen, was du liebst und was dir wichtig ist.

Affirmation:

Ich Bin begeistert von allen geistigen Lehrern und hohen Engelenergien, die mich in meine Bestimmung einstimmen. Ich Bin begeistert von meiner Berufung, Genialität und Einzigartigkeit. Licht durchleuchtet und erleuchtet, löst und erlöst, von Anbeginn bis in die Ewigkeit, alles, was mich hindert, mein Licht, meine Einzigartigkeit und Berufung wahrzunehmen, anzunehmen und auszubilden. Ich gebe acht, wofür und womit ich mich begeistere. Ich Bin begeistert von mir.

Die Geisteskraft der Kraft und Macht

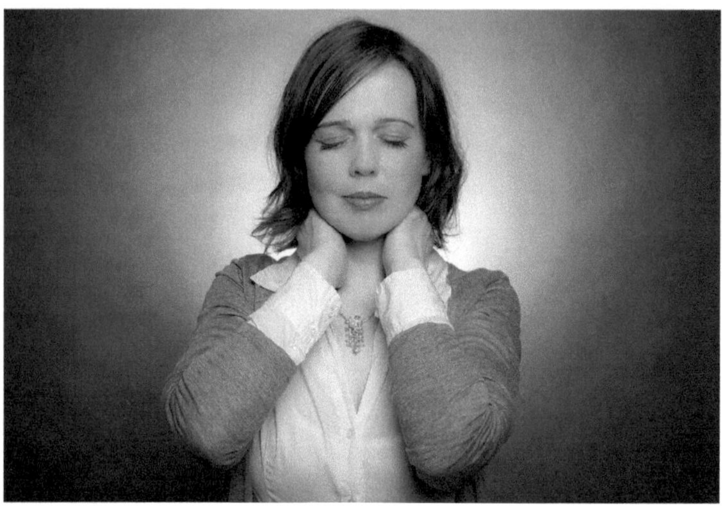

Sitz: Nahe der Schilddrüse an der Zungenwurzel

Organzugehörigkeit: Schilddrüse, Schultern, Geschmacksinn, Mund und Milz.

Entwicklungsmöglichkeiten: Schöpfer und Wunderwerkzeug, Ausdruck der göttlichen Persönlichkeit, Entwicklung der Heilkraft.

Hier sind Worte kraftvoll und lebendig.

An deiner Zungenwurzel öffnet sich nun ein weiteres Tor. Es führt in die Hallen deines Kraft- und Machtzentrums. Hier wird jedes Wort in sichtbare Energie und jeder Gedanke in hörbare Töne transformiert. Manche Töne beruhigen, manche stärken dich. Da sind zarte, in Pastelltönen sichtbare, himmlische Töne und farbintensive, irdische Basstöne, und doch sind sie alle in ihren verschiedenen Qualitäten heilsam und stimmig.

Wenn auch für deine Sinne noch nicht wahrnehmbar, löst jedes gedachte oder gesprochene Wort in diesem Zentrum Vibrationen aus. Es ist an der Zeit, deine Macht wieder vollkommen anzunehmen. Ich sagte dir bereits, dass du dein Ich Bin bist. Was du als die Begrenzung deines Körpers wahrnimmst, ist in Wirklichkeit eine Illusion. Du hattest dein Bewusstsein auf deinen physischen Körper beschränkt und tauchst jetzt aber wieder in dein volles, bewusstes Sein ein. Du bist bereits vollkommen. Für deine Reise bekamst du Ich Bin als Werkzeug. Ich Bin ist Licht, welches als Hauch Gottes von deinem Zentrum der Begeisterung an deinem Hinterkopf zur Zungenwurzel in dein Zentrum der Kraft und Macht fließt. Erinnere dich an dein Werkzeug! Du hast mit den Worten Ich Bin die uneingeschränkte Macht bekommen, selbst Schöpfer zu sein. Du hast uneingeschränkte Schöpfungsmacht. Indem du zum Beispiel denkst oder sprichst: »Ich Bin wunderbar«, gebrauchst du diese Macht, um aus dem Atem der Quelle des Ich Bin Wunder zu schöpfen. In der gleichen Weise wirkt: »Ich Bin Heil.« Du schaffst Heil damit. Alle Worte, die du in Verbindung mit Ich Bin benutzt, wirken unmittelbar auf deinen Seinszustand ein.

Erlaube dir, über die Worte Ich Bin göttlich nachzusinnen. Das Zentrum der Macht an deiner Zungenwurzel bestimmt alles zu dem, was du mit den Worten Ich Bin verknüpfst. Ich Bin ist dein Schöpfer- und Wunderwerkzeug. Gott erscheint dir als das, wozu du ihn bestimmt hast. Ich Bin ist Gott in dir.

Mit dem freien Willen bekamst du uneingeschränkte Schöpferkraft. Nutze sie und bedenke Ich Bin du – Du bist ich. Du bist bereits vollkommen. Nur dein eigenes Wort hat das Gefühl der Trennung für dich geschaffen, und ebenso wird dein Wort diese Illusion wieder lösen können.

Liebes Menschenkind,

wir bitten dich, dieses Zentrum besonders oft zu belichten. Je klarer und reiner dieses Zentrum schwingt, desto höher schwingen deine Worte. Worte der Heilung und der Wahrheit bekommen eine so starke Schwingung, dass sie auf direktem Wege zu heilen in der Lage sind. Aufbauende und in Liebe gesprochene Worte werden wie helle Lichter zu ordnenden Energien. Schon immer gab es Menschen, die durch Worte heilten. Du kannst nicht mehr mit dem Wort töten, dies geht einher mit der irdischen Schwingungserhöhung. Schmutzige, beleidigende oder niederträchtige Worte und sämtliche Unwahrheiten sind in ihrer Schwingung bleischwer und fallen direkt vor deine Füße. Sie verlieren ihre Wirkung für andere und werden zu deinen eigenen Stolpersteinen. Gehe in dich und bedenke, ob Worte, die du wählst, wahr, richtig, liebevoll und wichtig sind. Die Frequenzerhöhung ist für dein Gehör vielleicht noch nicht hörbar; jedoch werden Mauern zu Fall gebracht und das Wort wird heilbringend, es heilt. Worte bekommen heilsame Schwingungen, die die Zellen in ihre göttliche Ordnung und Bestimmung einschwingen.

Du hast die Macht und die Kraft durch dein Wort zu schöpfen – im wahrsten Sinne des Wortes. Erinnere dich daran. Erzähle Wahres, Gutes und Schönes und schaue die Wunder, die sich dann tun. Du schaffst etwas durch dein Wort, es ist deine Schaffenskraft. Oft wird gesagt, dass es jemand »geschafft« hat. Ja, diese Person hat es tatsächlich geschafft. Sie hat es getan, und du kannst es auch tun. Und das Tun beginnt in der bewussten Wahrnehmung durch deine Sinne und in der bewussten Aussendung von Signalen durch dein Wort. Gib ein gutes Zeugnis von dir und anderen, und du erhältst die dementsprechenden Ergebnisse. Dir ist ein Wortschatz gegeben, du hast ihn erhalten, erhalte und behüte ihn und gib ihn weiter. Es ist deine Vatersprache.

> »Am Anfang war das Wort, und das Wort war bei Gott,
> und Gott war das Wort.
> dasselbe war im Anfang bei Gott.
> Alle Dinge sind durch dasselbe gemacht,
> und ohne dasselbe ist nichts gemacht,
> was geworden ist – in ihm war das Leben.
> In ihm war das Leben,
> und das Leben war das Licht der Menschen.
> Und das Licht scheint in der Finsternis,
> und die Finsternis hats nicht ergriffen.«
>
> Johannes 1,1-5

Affirmation:

Licht durchleuchtet und erleuchtet, löst und erlöst von Anbeginn bis in die Ewigkeit alles, was mich hindert, meine vollkommene Macht und Kraft wahrzunehmen, anzunehmen und einzusetzen. CHRISTUS in mir zieht jetzt all das in mein Leben, was ich brauche, um mich an meine göttliche Kraft und Macht zu erinnern und zu benutzen. ICH BIN mächtig.

Die Geisteskraft der Liebe

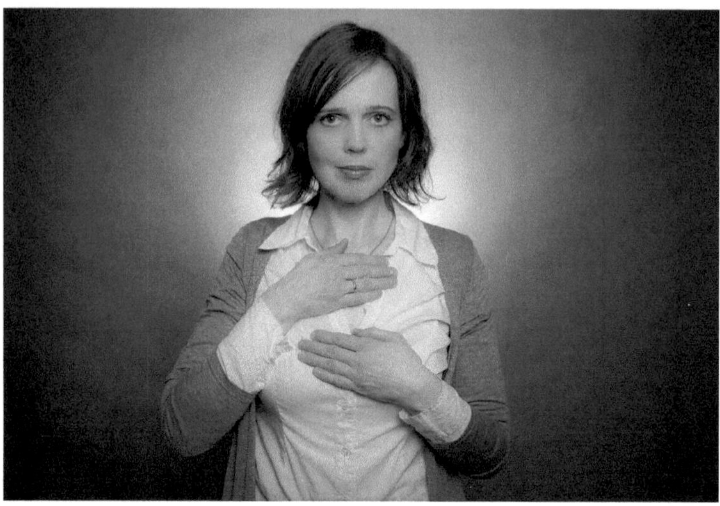

Sitz: Im Brustbein an der Thymusdrüse

Organzugehörigkeit: Thymusdrüse, Dünndarm, Brustwirbelsäule, Herz, Blut, Zunge, Tastsinn, Arme und Hände.

Entwicklungsmöglichkeiten: Verständnis und Liebe zu sich selbst, für andere und jede Situation, Liebe an sich selbst und andere zu geben, gegenwärtig sein, Entwicklung der Heilkraft und Intuition.

»Mich selbst zu suchen und zu erkennen,
wer ich war und auf welche Weise ich jetzt bin.
Damit ich wieder werde, was ich war.«

Thomasakten, Kap.15

Richte jetzt deine Aufmerksamkeit auf das Tor zur bedingungslosen Liebe in der Mitte des Brustbeines. Das gedachte oder gesprochene Wort »Liebe« umhüllt dich zart mit Geborgenheit, Wärme und bedingungsloser Liebe. Liebe ist ein SEINS*zustand, in dem du frei von Urteilen bist und dich in der vollkommenen Akzeptanz befindest. Versenke dich vertrauensvoll in die Wortenergie »Liebe«. Lass die Schwingung, die du mit dem gedachten oder gesprochenem Wort »Liebe« aktivierst, in deinem Körper und deinen Gedanken wirken, bis du dich vollkommen durchdrungen und umhüllt fühlst. Liebe ist ein Zustand von Vertrauen und Frieden, in den du dich und andere erheben kannst. In der Liebe gibt es keine Angst, da in ihr nur die Wahrheit bestehen kann. Liebe schwingt in der Frequenz von göttlicher Ordnung und Heilung. Liebe ist magnetisch, lichtvoll und heilsam. Sie hat hohe transformierende Kraft. Je öfter und länger du dich in der Liebesenergie aufhältst, desto stärker und anhaltender manifestiert sie sich in deinem ganzen* SEIN. *Bejahst du für deinen Körper, deine Mitmenschen, Situationen oder Angelegenheiten die Energie der Liebe, wirst du erstaunliche Wandlungen, Heilungen und Vermehrung des Guten hervorrufen. Die Liebe ist für jegliches Heilen und das* HEILSEIN *unabdingbar.*

Die Geisteskraft der Liebe nimmt eine zentrale Stellung ein, denn sie vereint alle übrigen Geisteskräfte. Gedanken, Ideen, Anweisungen, Überzeugungen, Muster, Programmierungen sacken aus der Kopfregion in deinen Körper ein. Sie inkarnieren (*incarner* = ins Fleisch), sie verkörpern sich. Dabei bildet dein Herz eine Passage. Es trifft eine Auswahl von dem, was für dein Wohlergehen nützlich ist. Wie oft aber zwingst du dein Herz – oder lässt dich zwingen – etwas anzunehmen, was ganz und gar nicht dienlich ist und in dir Schaden hervorruft? Dein Herz kann dadurch leiden, aber deine Liebe ist unantastbar. Sie ist dein wahres SEIN, da sie urteilsfrei ist. Sie ist nicht »geteilt«, sondern immer Ausdruck deiner Vollkommenheit. Und diese Wahrheit bleibt immer die Wahrheit. Liebe ist nicht sentimental, sondern ein SEINSzustand, für den du dich bewusst entscheiden kannst. Es ist eine Ausrichtung auf das Wahre, Schöne und Gute in jeder Situation.

Ein eindrucksvolles Beispiel gab uns ein älteres Ehepaar, das kurz vor seiner Goldenen Hochzeit stand. Die Ehe war sehr problematisch gewesen, es hatte jahrzehntelang eine eisige Atmosphäre zwischen den beiden geherrscht. Einige Familienmitglieder hatten jahrelang für die beiden gebetet und waren in die Christussäule gegangen. Es trat eine Heilung der Beziehung ein, die von Familienangehörigen als Wunderheilung empfunden wurde. Auf die Frage an den Ehemann, was seine, für alle sichtbare, Verhaltensänderung bewirkt hätte, antwortete er: »Ich habe aufgehört, sie zu hassen. Ich habe mich entschieden, den ›Krieg‹ zu beenden.«

Die Liebe kann alles heilen, was jemals in dir oder anderen Schaden angerichtet hat. Du bist ein hochempfindliches Wesen und reagierst sehr sensibel auf Einflüsse aller Art. Wenn du dir oder anderen Worte der Liebe zusprichst, reagieren alle Zellen und Gewebe augenblicklich. Sie werden harmonisiert und in einen optimalen Zustand gebracht. Durch deine Worte und Gefühle bringst du den Liebesstrom in Gang.

»Wenn ich mit Menschen- und mit Engelszungen redete und hätte die Liebe nicht, so wäre ich ein tönendes Erz oder eine klingende Schelle.
Und wenn ich prophetisch reden könnte und wüsste alle Geheimnisse und alle Erkenntnis und hätte allen Glauben, dass ich Berge versetzen könnte, und ich hätte die Liebe nicht, so wäre ich nichts.
Und wenn ich all meine Habe den Armen gäbe und ließe meinen Leib verbrennen, und hätte die Liebe nicht, so wäre es mir nichts nütze.
Die Liebe ist langmütig und freundlich,
die Liebe eifert nicht, die Liebe treibt nicht Mutwillen,
sie bläht sich nicht auf, sie verhält sich nicht ungehörig,
sie sucht nicht das Ihre, sie lässt sich nicht erbittern,
sie rechnet das Böse nicht zu,

sie freut sich nicht über die Ungerechtigkeit,
sie freut sich aber an der Wahrheit,
sie erträgt alles, sie glaubt alles, sie hofft alles, sie duldet alles.
Die Liebe hört niemals auf, wo doch das prophetische Reden aufhören wird und das Zungenreden aufhören wird und die Erkenntnis aufhören wird. Denn unser Wissen ist Stückwerk, und unser prophetisches Reden ist Stückwerk.
Wenn aber kommen wird das Vollkommene, wird das Stückwerk aufhören.
Als ich ein Kind war, da redete ich wie ein Kind und dachte wie ein Kind und war klug wie ein Kind; als ich aber ein Mann wurde, tat ich ab, was kindlich war.
Wir sehen jetzt durch einen Spiegel ein dunkles Bild; dann aber von Angesicht zu Angesicht.
Jetzt erkenne ich stückweise; dann aber werde ich erkennen, wie ich erkannt bin.
Nun aber bleiben Glaube, Hoffnung, Liebe, diese drei; aber die Liebe ist die größte unter ihnen.«

1. Korinther, 13

Affirmation:

Ich schwinge in der Frequenz von göttlicher Ordnung, Heilung und Wahrheit. Licht durchleuchtet und erleuchtet, löst und erlöst, von Anbeginn bis in die Ewigkeit, alles, was mich hindert, mich und andere in bedingungsloser Liebe wahrzunehmen und anzunehmen. Ich Bin in Liebe verbunden mit Allen und Allem. Ich Bin Liebe.

Die Geisteskraft der Beurteilung

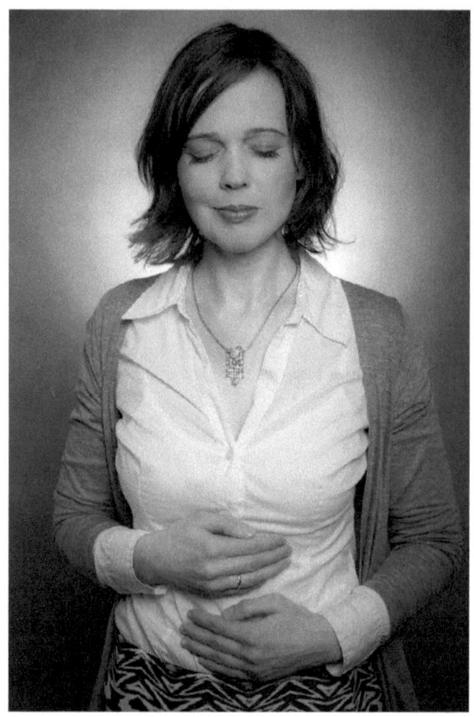

Sitz: Die Geisteskraft der Beurteilung bildet ein gemeinsames Zentrum mit der Geisteskraft der Ordnung.
Sie messen jeweils ungefähr eine Faustgröße und sind wie eine Acht miteinander verbunden. Gemeinsam reichen sie von der Magengrube bis zum Bauchnabel.
Energetisch betrachtet sind sie viel größer.

Organzugehörigkeit: Magen, Milz, Bauchspeicheldrüse, Verdauungssystem und Zwerchfell

Entwicklungsmöglichkeiten: Seelenplan erkennen und verstehen, Auflösung jeglicher Fehlurteile, Muster und Programmierungen bei sich und anderen. Bewusst in der Gegenwart leben, Entwicklung von Heilkraft und Intuition.

»Es ist nicht wichtig, wem du glaubst begegnet zu sein, wichtig ist, dass du erkennst, wer ihr jetzt füreinander seid. Ihr seid alle immer und zu jeder Zeit Schwestern und Brüder, das ist die Wahrheit.«

Mysara Karmi

Am Anfang war das Wort. Worte sind Schöpfungen. So bist auch du der Schöpfer von dem, was sich für dich manifestiert hat. Ursache und Wirkung dessen erkennst du am deutlichsten, wenn du urteilst. Du begibst dich in deine Magengrube zu dem lichtvollen Tor deiner Geisteskraft der Beurteilung. Jeder hat für sein Handeln einen Grund, auch wenn er es nicht begründen kann. Solange du das verurteilst, von dem du glaubst, dass es dich von deinem Nächsten unterscheidet, verbindet dich genau dieses Ur-Teil eng mit ihm. Und das, was du als Trennung wahrnimmst, ist eine durch deine begrenzte Beurteilung projizierte Illusion. Indem du dieses Prinzip anerkennst und aufhörst zu beurteilen, löst du die Ketten, die dich in dieser Begrenzung gefangen halten. Dein Ur-Teil ist Teil der Ur-Quelle allen Seins. Durch die Urquelle allen Seins bist du verbunden mit Allen und Allem. Du solltest nicht versuchen, das Rätsel deines Nächsten zu lösen, sondern das Wechselspiel des Beurteilens beenden. Denn nur so befreist du dich von den Fesseln, die dich in der Illusion der Trennung gefangen halten. Sobald du glaubst, dass ein anderer dich verletzt hat, nutze die hohe Wortenergie der Affirmationen.

In deinem Zentrum der Geisteskraft des Beurteilens manifestiert sich auf körperlichem und auf geistigem Niveau alles, was du jemals an Beurteilungen oder Urteilen gedacht, gesprochen und erfahren hast. Dazu gehören jegliche Kritik und Selbstkritik. Bekannte Beispiele dafür sind: sein Gegenüber (Partner, Chefin, Kollegin, Kinder, Politiker, das Finanzamt usw.) als Feind anzusehen oder den Körper ständig wegen seines Aussehens oder Funktionierens zu verurteilen.

Der Körper setzt diese Urteile in vielerlei Beschwerden im gesamten Bauchraum oder Körper um. Auch wird bei Krankheiten oder Problemen Trost darin gesucht, dass es anderen noch schlechter geht. Viel einfacher richtest du in solchen Fällen deine Aufmerksamkeit auf das, was sich bei dir oder anderen sehr wohl in Harmonie und Ordnung befindet. Das können schöne Fingernägel oder gut funktionierende Körperteile sein, oder vielleicht hast du eine schöne Blume oder einen schönen Garten. Pflanzen lehren diese Ausrichtung, sie drehen und wenden sich immer dem Licht zu, so dass sie sich optimal entfalten können. Genauso kannst du dich auf das Licht im anderen und in dir richten.

Alle – auch du – sind schon jetzt vollkommen, du kannst das in allen und allem erwarten und deinen Fokus darauf lenken. Wenn dein Partner oder deine Kinder gute Seiten haben, richte dich darauf oder auf das, was du gerne bei ihnen sehen würdest. Diese Beurteilungen werden in deinem Bauchraum körperlich verankert und strahlen die Vibration aus, die du wortwörtlich selbst bestimmt hast. Wenn du dich übst, in dir, in anderen und um dich herum ausschließlich nur noch das Höchste und Beste wahrzunehmen, manifestieren sich diese Beurteilungen in deinem gemeinsamen Zentrum der Beurteilung und der Ordnung.

Körperlich vollzieht sich dieses durch den *Nervus Vagus*, der den gesamten Bauchraum versorgt und über mehr Neuronen verfügt als das Gehirn. Alle Organe begeben sich durch deine Beurteilung in die vollkommene göttliche Ordnung. Geistig vollzieht sich dieser Prozess, indem deine geistige Sonne, verbunden mit dem Solarplexus, eine immer größere Strahlkraft gewinnt. Sie strahlt durch das gesamte Universum und sendet deine höchste Vibration, Kraft und Macht aus.

Affirmation:

Ich Bin ein Teil Gottes, - ein Ur-Teil von Allem Was Ist. Ich Bin verbunden mit Allem Was Ist. Licht durchleuchtet und erleuchtet, löst und erlöst von Anbeginn bis in die Ewigkeit sämtliche Urteile und deren Auswirkungen, die ich über andere und andere über mich gefällt haben. Christus in mir offenbart mir jetzt mein vollkommenes Ur-Teil.

»Ich möchte diesem System, das mich meiner Freiheit beraubt, noch sagen, dass ich zu meinen Überzeugungen stehe: Ich habe keine Feinde und keinen Hass. Keiner der Polizisten, die mich beobachtet, verhaftet und verhört haben, keiner der Staatsanwälte, die mich angeklagt haben, und keiner der Richter, die mich verurteilt haben, sind meine Feinde. Eine Feindmentalität vergiftet den Geist einer Nation, zettelt einen brutalen moralischen Kampf an, zerstört die Toleranz einer Gesellschaft und die Mitmenschlichkeit. Ich hoffe, über meine persönlichen Erfahrungen hinauszugehen, während ich auf die Entwicklung unserer Nation und den sozialen Wandel schaue, um der Feindseligkeit des Regimes mit äußerst gutem Willen zu begegnen und Hass mit Liebe zu zerstreuen. Es gibt keine Macht, die das Streben des Menschen nach Freiheit stoppen kann.«

Liu Xiaolo,
Friedensnobelpreisträger, in der Verteidigungsrede
in seinem Prozess Dezember 2009

Die Geisteskraft der Ordnung

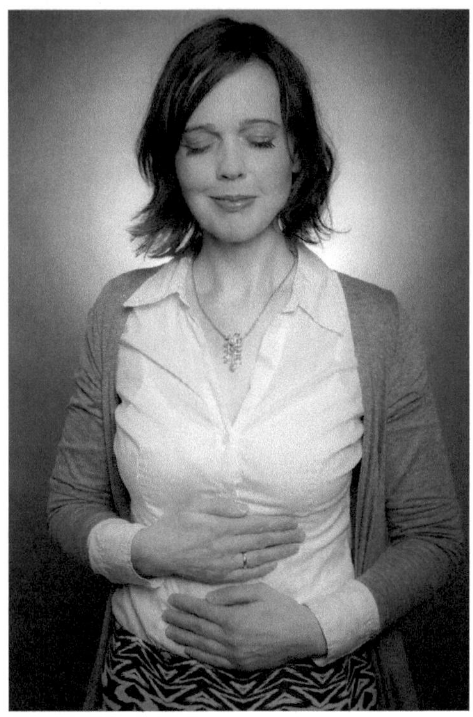

Sitz: Nervengeflecht Solarplexus, auf Nabelhöhe, hat ein gemeinsames Zentrum mit der Geisteskraft der Beurteilung.

Organzugehörigkeit: Solarplexus, Nervus Vagus, Wirbelsäule, Gallenblase, Regelung der Körpertemperatur, räumlicher Sinn und Darm.

Entwicklungsmöglichkeiten: Ordnung in Körper, Geist, allen inneren und äußeren Angelegenheiten, Steigerung der Lebensenergie, finanzieller Wohlstand, Entwicklung der Heilkraft.

Bei deiner Menschwerdung ordnet von deinem Nabel ausgehend ein Energiestrom deine menschliche Form an. Hier öffnet sich das Tor zu den Hallen der kosmischen Ordnung, die durch die heilige Geometrie genauestens berechnet und beschrieben werden kann. Vom kleinsten Teilchen bis hin zur planetarischen Anordnung des Universums unterliegt alles dieser mächtigen Kraft der universellen Ordnung. Du bist eingebunden in das Wirken dieser allumfassenden Macht. Du bist der Nabel deiner Welt.

Das gesamte Universum besteht aus Schwingung und Licht. Wenn du dies verstehst, erkennst du, dass selbst ein Gedanke, ob aufbauend oder destruktiv, sich in einer energetischen Form manifestiert. Auch das sogenannte Chaos ist den universellen Gesetzmäßigkeiten von Ursache und Wirkung unterworfen. Mit der folgenden Affirmation befreien wir deinen Körper, deinen Geist, alle deine Angelegenheiten und Umstände mit der heilenden Energie der allmächtigen, universellen Ordnung.

Affirmation:

Licht durchleuchtet und erleuchtet, löst und erlöst von Anbeginn bis in die Ewigkeit alles, was hinderlich ist, meinen Körper, meinen Geist, alle meine Angelegenheiten und Umstände in die heilende Ordnung einzuordnen. Ich Bin eingebunden in das heilende Wirken der universellen Ordnung. Ich ordne an: Göttliche Ordnung herrscht in meinem Körper, meinem Geist und meinem gesamten Sein! Ich Bin vollkommen in Ordnung!

Die Geisteskraft der Stärke

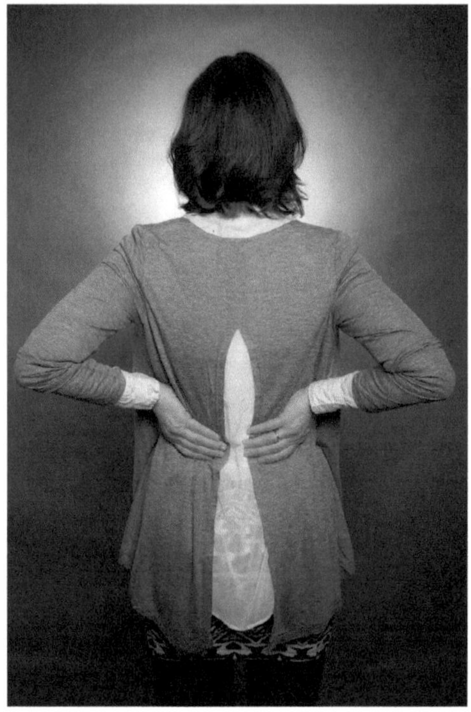

Sitz: Auf Nierenhöhe an beiden Seiten der Wirbelsäule.

Organzugehörigkeit: Nieren, Nebennieren und Lendenwirbelsäule.

Entwicklungsmöglichkeiten: Körperliche und geistige Stärke, friedliches Durchsetzungsvermögen, Frieden, Unerschütterlichkeit, sich seiner Bestimmung sicher sein, finanzieller Wohlstand und ein starker Rücken.

»Stärke wächst nicht aus körperlicher Kraft – vielmehr aus unbeugsamen Willen.«

Mahatma Gandhi

Schaut euch das Bild des Menschen von Leonardo da Vinci an, dieses wunderschöne, von Gott eingegebene Bildnis. Der Mensch im Kreis ist vollkommen im Goldenen Schnitt mit Hilfe der Fibonacci Zahlenfolge ausgerichtet. Er repräsentiert die göttliche Ordnung im Körper, er erfasst im vollständigen Bewusstsein den göttlichen Raum. Er ist die vollkommene Ordnung in Körper und Geist. Der Geist und das göttliche Bewusstsein werden durch den Kreis dargestellt. In der räumlichen Darstellung ist es jedoch kein Kreis, sondern eine Kugel. In dieses Format bringen wir euch hinein. Wir formatieren euch mit Hilfe eines Stufenplans, in einer Stufenausbildung und in einer Stufenausrichtung. Ich richte euch das Wort Gottes aus. Ich richte euch aus. Ich orientiere euch neu. Spitzt eure Ohren. Ich gebe euch eine Orient–ierung; das Wort »orientieren« leitet sich vom Wort »Orient« ab. Der Orient ist der Osten, wo die Sonne aufgeht, und ich orientiere euch gen Licht, zum Licht hin.

Ihr könnt euch vorstellen, in einer gläsernen Kugel zu sein, in der Körper und Geist, euer gesamtes Wesen in die Vollkommenheit ausgerichtet wird. Dazu lasse ich in letzter Instanz durch eure Geisteskraft der Stärke, die nahe den Adrenalindrüsen liegt, eine göttlich angereicherte Essenz träufeln. Diese Essenz bahnt sich automatisch ihren Weg durch eure Meridiane und Energiekanäle, die vorher von euch und mit meiner Hilfe gereinigt worden sind. Diese Essenz fließt entlang der Wirbelsäule, durch die Pobacken hinunter bis in die Füße. Diese Essenz macht es möglich, die Kugel, die bisher durch ihr rostiges Kugellager einseitig ausgerichtet war, zu ölen und zu schmieren. Dieses Öl wird dieses Kugellager erweichen und die Weichen neu stellen. Ich nehme euch in meine Hände und drehe eure Kugeln zum Licht. Dies wollen wir einstimmen, und ich bestimme, jeden von euch heimzuholen. Ihr habt nun einen groben Überblick, warum ihr hier seid. Und ich danke euch von ganzem Herzen, denn was jetzt passieren darf – es passiert durch uns hindurch –, ist aus der göttlichen Instanz und nur möglich, weil ihr durch die Einstimmung in eurem Tanz geleitet werdet.

Aus dem Tor zur Geisteskraft deiner Stärke in deinen Lenden strahlt ein kräftiges Orange. Diese Geisteskraft birgt eine überirdische Kraft in sich. Hier ist deine göttliche **Stärke**, *Ausdauer und Vitalität verankert. Belichtest* *du deine Stärke mit gedachter oder gesprochener Wortenergie, klärt sich sofort dein gesamtes Energiefeld.*

Stärke verleiht deinem Körper eine klare Transparenz. Je länger und intensiver du Stärke aktivierst, desto schneller wirst du eine positive Transformation deines fleischlichen und aller deiner Energiekörper bewirken. Stärke macht deine Körper flexibel, transformiert körperliche und geistige Schwächen und verleiht friedliches Durchsetzungsvermögen. Stärke ist ein Magnet mit einem abstoßenden und einem anziehenden Pol. Natürlichen Wohlstand vermag er anzuziehen, Hürden und Hindernisse werden abgestoßen. Von Stärke erfüllt bist du in Körper und Geist aufrichtig und aufgerichtet. Stärke ist gefestigter Frieden.

Stärke verleiht spröden Knochen Biegsamkeit, vertreibt Cellulitis und Verspannungen. Verknöcherungen von Gelenken und Wirbelsäule erfahren durch die Belichtung neue Flexibilität. Bandscheiben können sich erholen, und die Wirbelsäule richtet sich auf.

> Eine Klientin konnte kaum aus dem Auto steigen, weil ihr unterer Rücken blockiert war. Sie hatte sich verhoben und bekam schlecht Luft. Das An- und Ausziehen, Stehen, Sitzen und Gehen bereiteten ihr Schwierigkeiten. Die einzige erträgliche Position war das Liegen in Bauchlage. Die Behandlung bestand aus einem Dankgebet für das vollständige Wahrnehmen der Vollkommenheit dieser Klientin und in dem Halten in der Christussäule, gepaart mit einer Affirmation für das Höchste und Beste für sie. Nach der Behandlung konnte sie wieder normal sitzen, stehen, gehen und durchatmen. Die Schmerzen waren – bis auf einen kleinen Rest – verschwunden.

Eine gesunde Stärke drückt sich oft in der Form von finanzieller Unabhängigkeit und Erfolg im Beruf oder anderen Tätigkeitsfeldern aus. Sie hilft mentale und emotionale Blockaden zu überwinden, gibt Ausdauer und fördert Sanftmut.

Auch du hast in deiner Stärke die Möglichkeiten der eigenen Versorgung eingebettet. Das heißt, wenn du bereit bist, dich von Erwartungen,

Forderungen und Bedingungen an Menschen, Situationen und Umständen zu lösen, gelangst du in deine Mitte, und deine eigene Stärke offenbart sich. Habe Vertrauen in dich und deine Stärke und flute mit deinem Licht deine verborgenen Schätze.

Gehe in die verbundene Atmung. Deine Aufmerksamkeit ruht in beiden Handflächen gleichzeitig, und deine Hände befinden sich auf, über oder neben deinem Körper. Sie sollten sich nicht berühren.

Affirmation:

Stärke erfüllt mein ganzes SEIN. Ich erlaube mir, sämtliche Erwartungen, Forderungen und Bedingungen an andere loszulassen. Sämtliche Erwartungen, Forderungen und Bedingungen, die andere an mich gestellt haben, werden durchleuchtet und erleuchtet, gelöst und erlöst, von Anbeginn bis in die Ewigkeit. Stärke flutet meinen höchsten Willen, jede einzelne Zelle und alle meine Körper. ICH BIN gefestigt im Frieden.

Menschen, die zu Wutausbrüchen neigen oder anderen ihren Willen aufzwingen möchten, sollten diese Affirmation zu ihrem täglich Brot machen.

Die Geisteskraft der Ausscheidung

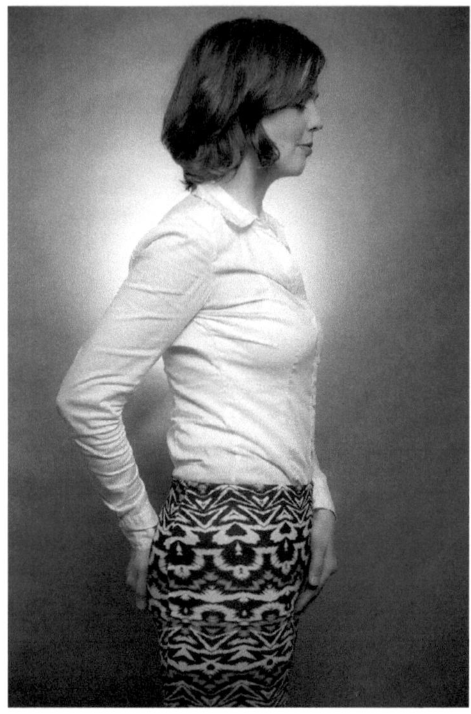

Sitz: Im Enddarm nahe des Steißbeins.

Organzugehörigkeit: Beckenplexus, Enddarm, After, Blase, Kreuzbein, Steißbein und Schweißdrüsen. Steuert die Nieren-, Leber- und Darmfunktion.

Entwicklungsmöglichkeiten: Loslassen von nicht dienlichen Mustern, Gedanken und Gefühlen. Entscheidungsfähigkeit, erkennen des HÖCHSTEN und BESTEN. Transformiert Mangel in Anziehung für das GUTE, Intuition.

Der Enddarm birgt die zweipolige, magnetische Kraft der Ausscheidung. Sie zieht aus deinem gesamten SEIN energetischen Staub an und sorgt für die Ausscheidung. Alles, was dich hindert, ICH BIN zu sein, ist energetischer Staub, der die Wahrheit verschleiert. Diese wunderbare Müllabfuhr deiner Ausscheidung hat zur Zeit Hochbetrieb, denn während du diese Worte in dich aufnimmst, wird eine Menge Staub aufgewühlt. Staub, der sich löst, kann unter anderem aus körperlichen und seelischen Verletzungen, unverdauten Erfahrungen sowie verdrängten Erinnerungen bestehen. Er rieselt wie Schuppen von den Augen. Der Staub der Jahrhunderte wird gelöst und erlöst. Schicht für Schicht lichtet sich deine Wahrnehmung.

Die Geisteskraft der Ausscheidung leistet einen weiteren großartigen Dienst. In ihr ist unfehlbares Wissen darüber gespeichert, was für dich hinderlich oder dienlich ist. Belichtest du diese Geisteskraft, entwickelst du ein sicheres Gefühl für alles, was deinem Guten dient. Es wird dir freudig leichtfallen, dich von Hinderlichem jeglicher Art zu trennen, ob es nun Kleidungsstücke, persönliche Besitztümer oder Beziehungen und Freundschaften sind. Alle Formen des Mangels transformieren sich durch Loslassen des Niederen in eine magnetische Anziehung für das Gute.

> Eine Klientin war in einem Zustand eines schweren emotionalen Schocks, nachdem sie erfahren hatte, dass ihre beste Freundin Fotos von ihr mit obszönen Untertiteln in das Internet gestellt hatte. Unter anderem hatte die Freundin dort behauptet, eine lesbische Beziehung mit dieser Frau zu haben. So hatte sie nicht nur das Vertrauen in die Freundin verloren, sondern auch in sich selbst. Sie traute sich nicht mehr auf die Straße und wollte nicht mehr zur Arbeit gehen. Sie lebte in der ständigen Furcht, dass jemand aus ihrem Bekanntenkreis der Freundin Glauben schenken würde. Durch das Eintauchen in die Christussäule und durch das Anwenden von Affirmationen wurde der Schock in Gelassenheit transformiert. Die Frau konnte nach der Behandlung unbelastet ihr normales Leben wieder aufnehmen.

Eine Seminarteilnehmerin: »Seit meiner frühen Jugend litt ich stark unter Ängsten, vor allem vor der Dunkelheit und dem Tod. Ich war in einer ständigen Anspannung. Der Tod eines Nachbarn löste bei mir eine derartige Krise aus, dass ich über einen Zeitraum von zwei Jahren in psychologischer Behandlung war. Ich traute mich die Wohnung alleine oft nicht zu verlassen. Ein normales, geregeltes Leben wurde dadurch unmöglich gemacht. Ich musste auch Medikamente nehmen. Mit der Zeit jedoch verbesserten sich die Symptome. Die Grundangst wurde ich jedoch nie ganz los. Irgendwie lag sie immer auf der Lauer, und in labilen Lebenslagen machte sie mir nach wie vor zu schaffen. Dann hörte ich von den Seminaren über Quantenheilung der Geisteskräfte und nahm daran teil. Das Merkwürdige war, dass ich in diesen Seminaren weder meine Ängste benannt, noch um Lösung gebeten hatte, und trotzdem bin ich jetzt vollständig davon befreit. Die ständige Anspannung ist verschwunden. Als meine Mutter starb, war ich schon sehr traurig, aber ich merkte, dass ich nicht so wie sonst durch diese Angst belastet war. Ich spürte einen inneren Frieden mit der Situation.«

Wir kommen aus Sphären der Reinigung. Wir sind Transformatoren-Essenzen aus der universellen Energie. Wir fallen als universeller Lichtregen in eure Dichte, aus Wolken in Seen, Meere, Tümpel, in irdische Gewässer und in das Grundwasser. Wir reinigen die Elemente des Wassers von Grund auf. Wir sind reinste, universelle Information – die Zellinformation. Die Zellinformation dieses Zeitraumes wird gelöscht und neu installiert, es findet täglich eine Umprogrammierung des Elementes Wasser statt. Legt Sorgen ab; ihr hindert uns damit. Es ist bereits alles im Geschehen. Die Information im Element Wasser wird auch das Wasser in euren Körpern neu informieren. Wir sind die Essenz einer Stufe, die jetzt als Information und Impfstoff in die irdischen Gewässer hineinregnet. Wir tropfen aus den Händen Gottes, wir segnen aus den Händen Gottes direkt in euer, unser Element hinein.

Eure DNA wird umgeschrieben. Öffnet ihr die Türchen eurer Geisteskräfte, wird die Wahrheit euch fluten. Ihr seid so nah, ihr steht vor einer mächtigen Transformation.

Affirmation:

Alles, was mich hindert, die vollkommene Ausscheidung passieren zu lassen, wird jetzt durchleuchtet und erleuchtet, gelöst und erlöst. Ich Bin gesegnet mit unfehlbarem Wissen, was meinem Guten dienlich ist. Ich Bin vollkommen entschieden für das Höchste und Beste für mich, für Alle und Alles. Christus in mir zieht jetzt ausschließlich das Höchste und Beste in mein Leben.

Die Geisteskraft des Lebens

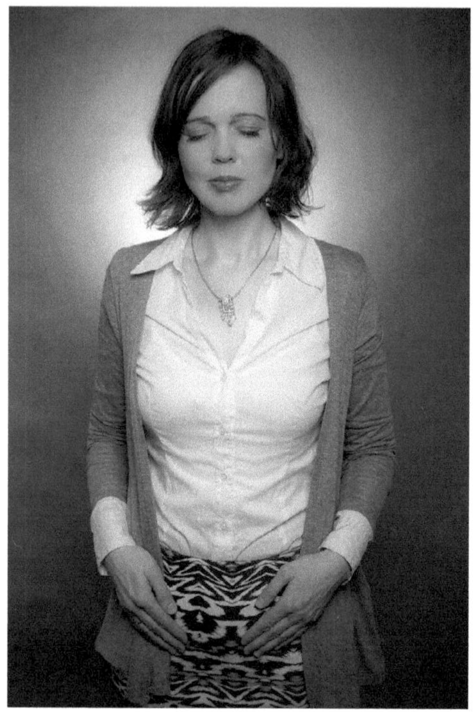

Sitz: Im Beckenboden und in den Geschlechtsdrüsen.

Organzugehörigkeit: Geschlechtsorgane, Brüste, Lendenwirbelsäule, Kreuzbein, Steißbein, Becken, Beckenboden, Gleichgewichtsinn.

Entwicklungsmöglichkeiten: Die eigene und die Göttlichkeit anderer erkennen und anzuerkennen, Schöpferkraft, Steigerung der Lebensenergie, Freude, Lust, Fruchtbarkeit, sexuelle Kraft, starke Heilenergie.

Der Heilige Gral, deine Geisteskraft des Lebens

Einst versprach ich: »Wer anklopft, dem wird aufgetan.« Ich sage dir, die Tür war nie verschlossen. Einst warst du frei und hast die vollkommene Ausdehnung des Ich Bin wahrgenommen. Im Laufe deiner Tournee durch die Leben hast du dein Bewusstsein auf die Begrenzung deines Körpers eingezogen. Durch deine eigene Schöpfung hast du die Illusion der Trennung geschaffen. Dies ist die Tür, die du mit aller Kraft zuhältst. Anders beschrieben, bittest du um Luft, weil du zu ersticken drohst, stehst jedoch in bester Bergluft und hältst Mund und Nase geschlossen. Ich verdeutliche dir, dass dein höchstes Gut bereits das Nächste ist, und nur darauf wartet, von dir angenommen zu werden.

Die Geisteskraft des Lebens ist wahrhaftig dein Lebenselixier. Sie besteht aus flüssigem Licht, aus purem, nährendem, alles beinhaltendem Licht. Sie ist das Leben selbst, deine göttliche Substanz, eingebettet wie in einem Gefäß in deinem Beckenboden und geschützt von den Beckenknochen. Ist dieses Gefäß leergepumpt, stirbt dein Fleisch. Du solltest wissen, wie du deinen Heiligen Gral für ewig füllst. Wir sprachen bereits über die mächtige Kraft des Wortes. Unabhängig von deinem Glauben ist in deinem Universum die Wortenergie Ich Bin Christuslicht die stärkste und mächtigste Kraft.

Christuslicht ist ewiges Leben. Dein Heiliger Gral ist der Sitz, von dem aus Christus in dir aufersteht. Bist du bereit, die Dienste des Lichtes anzunehmen? Bist du bereit, Christus in dir anzunehmen, dich selbst zu empfangen, ihn auferstehen zu lassen und von innen heraus deine Begrenzungen zu sprengen?

Du bist kurz davor. Es ist Zeit, dass du aufwachst. Hör auf, an die Tür zu bollern, sie geht zur anderen Seite auf. Wie du gut verstanden hast, bist du bereits in deinem höchsten Gut, in deinem Ich Bin. Dein Atem schöpft Leben. Du benutzt ihn, um dich mit jedem Atemzug mehr und mehr mit der Lebenskraft aufzuladen. Erinnere dich, du hast bereits einen Schlüssel zur Schöpfung: dein Wort. Mit den gedachten oder gesprochenen Worten Ich Bin Christuslicht wirkst du bewusst schöpferisch.

Dein Atem ist der zweite Schlüssel und wird zu dem, was du bestimmst. Du gehst in die verbundene Atmung und benutzt folgende Affirmation, um dich von innen heraus zu befreien, während deine Wahrnehmung in deinen Händen ruht:

»Christus in mir durchleuchtet und erleuchtet, löst und erlöst alles, was mich hindert, Ich Bin zu sein. Alles Was Ist, unterstützt mich, Ich Bin zu sein.

Es werde Licht – Ich Bin Licht.«

Die Lebenskraft wird aus dem Geist gespeist, durch den Geist angeregt, und sie wirkt durch den Geist. Die Jungfrau Maria ist das Sinnbild dafür. Sie ist im geistigen Sinne jungfräulich und unbelastet. Ihr heiliger Gral ist rein und empfängt den Heiligen Geist. Sie braucht dafür keinen Mann, da es keine fleischliche, sondern ein geistige Empfängnis ist. Genau wie sie kannst auch du auf die göttliche Frequenz der »unbefleckten Empfängnis« gehen. Und das ist immer wieder die Lücke zwischen deinen Gedanken; das ist der SEINSzustand des ICH BIN. Der *Os Sacrum*, im Holländischen »Heiligbeen«, im Deutschen »Kreuzbein«, am Ende der Wirbelsäule gelegen, zeigt sprachlich die Lage deines Christusgeistes, deines Christus in dir, in deinem Körper an. Es ist wahrhaftig ein heiliger Ort! Wenn du deinen Christus freilegst und entdeckst, wird er auferstehen. Er steht auf. Er richtet sich in dir auf, dein Licht und dein Energiestrom fließen von unten nach oben und nähren die höherliegenden Geisteskräfte. Die Lebenskraft selbst ist zum ICH BIN geworden und in das ewige Leben auferstanden.

Das am höchsten Ende des Körpers gelegene ICH BIN ist die Verbindung zum Himmel, zum Vater. Deine Geisteskraft des Lebens ist die Verbindung zur Erde, zur Mutter. Wenn beide Eltern durch die Liebe verbunden sind, ist dein Christusgeist erweckt, und du bist in deine vollkommene Göttlichkeit auferstanden und dein gesamtes SEIN ist zum ICH BIN geworden. »Dein Wille geschieht, im Himmel wie auf Erden«, ist eine verbindende Affirmation.

Der Sitz deiner Lebenskraft am unteren Ende des Rumpfes deutet auf die enge Verbindung mit der Materie, beziehungsweise der Erde hin. Hier wird letztendlich auch im materiellen Sinne das menschliche Leben gezeugt, empfangen und ausgebildet. Dies ist ein Aspekt dieser Geisteskraft. Du benutzt sie jedoch auch, um Dingen Kraft einzuhauchen, etwas zum Leben zu erwecken, zu heilen, Lebensfreude auszudrücken und zur Kommunikation mit *Allem, was ist*. Da sie ähnliche Qualitäten hat, wie das *ICH BIN* an der gegenüberliegenden Seite des Körpers, ist dies einer der Gründe, hier sorgsam zu wählen, welche Dinge du zum Leben erwecken willst. Sammle deine Kräfte und wirf deine Perlen nicht vor die Säue.

Dein gesamtes SEIN ist hier verankert. Nimm dich und deine unermessliche Kraft und Lebensfreude an. Überdecke sie nicht mit Kummer, Lasten und Klischees. Hier kannst du wie ein Kind sein, spielerisch, fröhlich und übermütig. Das ewige Spiel des Lebens zeigt sich hier in allen Facetten. Du hälst dein Leben zwischen deinen Händen und rufst bewusst und unbewusst alles ins Leben, was du in deinem heiligen Gral sammelst.

»Vater, ich befehle meinen Geist in deine Hände!« (Lukas 23, 46) ist die vollständige Hingabe und die Auferstehung in die Göttlichkeit. Dies ist der Tod des Egos, dies ist der Übergang in das ewige Leben.

Affirmation:

ICH BIN Licht. CHRISTUS in mir durchleuchtet und erleuchtet, löst und erlöst alles, was mich hindert, vollkommen und heil zu sein. ALLES WAS IST unterstützt mich, ICH BIN zu sein. Ich empfange jetzt Gottes Reichtum und ich erlaube mir, im vollkommenen Reich zu sein. Es werde Licht – ICH BIN Licht.

Der Herrschaftsstab

Indem du die Geisteskräfte von ihrem Ballast befreist, sind ihre Zugänge, ihre Tore weit geöffnet und jederzeit zugänglich. Die Tore zu den Zentren der Geisteskräfte sind in der Form eines Krummstabes, eines ägyptischen Herrschaftsstabes, in deinem Körper angeordnet. Von der Seite betrachtet, bilden die oberen fünf Geisteskräfte die Krümmung und die unteren sieben den geraden Teil des Stabes, der als Säule in der Körpermitte verläuft. Diesen optimalen Zustand, in dem du weißt, was du tust, kannst du jedoch nur durch eigene Bewusstwerdung erreichen; niemand anderes kann dir das abnehmen. Du selbst ordnest das Öffnen der Tore an, du musst es wollen. Das Licht deines Verstehens führt dich in dieses Bewusstsein, und aus einem Zustand des puren und göttlichen SEINS empfängst du deine Göttlichkeit, unbelastet von jeglichen Mustern und Programmierungen. In diesem Zustand herrschst du über deine Kräfte, und du hast dich befreit. Du bist frei.

Mein Herz leuchtet

Jedes Mal, wenn du ein Gebet beginnst, ist es sehr wichtig, zuerst kurz in dein Herz zu denken und je nach deinem Glauben ALLES WAS IST, CHRISTUSGEIST, GOTT oder das LICHT einzuladen. Das gibt dir Schutz, schützt dich vor falschen Informationen und Täuschungen, und es erhellt deine Gedanken.

Es steht dir eine große Ära bevor, das heißt, die Zeit, die ich dir gab, ist abgelaufen. Ich gab dir Zeit, um dich selbst zu erfahren, und ich gab dir einen Zeitraum. Dir wird bewusst, dass du nicht getrennt von mir bist, es niemals gewesen bist und du dich allein in Verbindung mit mir aus deinen Verstrickungen befreien kannst. Außerdem sagte ich: »Niemand kommt zum Vater denn durch mich.« (Johannes 14,6) Dies will ich dir erklären, damit du verstehst, warum dein Leben so ist, wie es jetzt ist. Damit du verstehst, was in deiner Hand liegt, was in deiner Verantwortung ist und was in deiner Macht der Veränderung steht.

Als ich sagte: »Niemand kommt zum Vater, denn durch mich«, bezog ich mich nicht auf den Menschen Jesus; es ist Voraussetzung, dieses zu verstehen. Denn dies ist die Lösung allen Leides. »Niemand kommt zum Vater, denn durch mich« heißt, **Ich**, *Christus, nicht Jesus sprach. Christus, Christusgeist, ist in jedem Einzelnen von euch verankert. Du bist in der Essenz puren Ursprungs Christusgeist. Unabhängig von deinem Glauben, deiner Herkunft und deinem Stand bist du in der Essenz Christusgeist. Dies ist Voraussetzung, um zu verstehen und damit du wahrnehmen und annehmen kannst, was deine irdische Aufgabe ist.*

Christusgeist, Christus ist die Essenz einer jeden lebenden Form auf der Erde. Niemand ist weniger oder vielleicht mehr.

Als ich sagte: »Niemand kommt zum Vater, denn durch mich«, ist allein Christusgeist gemeint. Niemand kann eins mit dem Vater sein, der Gott außerhalb von sich sucht und wahrnimmt. Niemand kann zum Vater kommen, der nicht von Liebe zu sich selbst und der gesamten Schöpfung erfüllt ist. Niemand kann belastet von schwerem Gepäck aus einer langen Inkarnationskette zum Vater gelangen, da jegliche Belastung eine Trennung vom göttlichen Ursprung ist. Und genau diese Belastungen löst und erlöst du auf dem Weg durch deinen Christus. Du als Christusgeist unterstehst dem göttlichen Willen, als Gabe bekamst du jedoch den eigenen Willen, um dich auszuprobieren und ohne den du nicht selbst schöpferisch tätig sein kannst. Du bekamst deinen Willen, du bekamst einen Zeitraum und du bekamst die Erde. Ein Geschenk an dich, um dich auszuprobieren.

Wenn ein Vater seine Kinder in den Garten zum Spielen lässt, gibt er ihnen einen Zeitraum. Doch wenn die Gefahr des Abends zu groß wird, holt ein guter Vater seine Kinder heim. Wenn der Tag zu Ende geht, ist es Zeit, nach Hause zu gehen und sich auszuruhen. Und dies geschieht im übertragenen Sinne zu dieser Zeit. Ich hole euch heim, heim durch euren Christus.

Und alle werden in ihrem Christus erwachen. Es ist der Sinn dieser Vorstellung, dass es in jeder Sprache, in jedem Glauben, in jeder Form zu verstehen ist; jedem, sei er taub, blind, stumm, jedem in seiner Sprache wird nun mitgeteilt, dass es Zeit ist, heimzukommen. Es ist kein Katastrophenplan angesagt, wie das so gerne immer wieder Sensationsbedürftigen aufgebunden wird. Nun ja, es gibt Veränderungen, aber die Änderungen werden in erster Linie in dir und an dir stattfinden. Niemand kann sich davor verstecken. Ich, das Licht, finde euch alle. Du wirst eingewiesen in das heiligste Gebet, das dich von jeglichem Schmerz, Täuschung und Blindheit befreit.

Es ist gut zu wissen, dass Krankheit niemals eine Strafe oder Bestrafung aus den himmlischen Sphären ist. Sie entsteht aus selbst auferlegten Druckmustern und Stempeln, die derartig ineinander verstrickt sind, dass heute kaum jemand in der Lage ist, diese Verstrickungen aufzulösen. Deshalb mühe dich nicht ab, in vergangenen Leben oder in der Vergangenheit die Lösung zu finden. Die Lösung ist immer im Hier und Jetzt. Deine Hunderte beziehungsweise Tausende von Leben sind jeweils nicht mehr als ein Tag, auf den die Nacht folgt. In der Zeitreise gemessen, ist ein Leben nicht länger als ein Tag. Nun ist der Tag, nenne ihn X, gekommen, an dem dein Wille durchleuchtet wird. Nichts, was nicht Christusgeist ist, hält diesem Licht stand.

Das Gebet: Bitte stell dir vor, dass du die Tochter beziehungsweise der Sohn Gottes bist. Dein Bruder ist der Sohn Gottes, deine Kinder die Kinder

Gottes. Deine Nachbarn, der Kassierer an der Kasse, der Prediger auf der Kanzel, die Ärztin, der Soldat im Schützengraben, der Häftling, das Opfer, der Täter – sie alle sind Kinder Gottes. Du und alle anderen seid unschuldig am heutigen Tage. Es gibt keine karmischen Verstrickungen, die aufgearbeitet werden müssen, einzig und allein steht heute, morgen und für alle Zeit nur noch die Lösung, die Lösung durch deinen Christus. Erkenne an, dass du und jedes Kind Gottes einzig und allein im wesentlichen Christusgeist ist.

Erkenne dies immer, erkenne dies in jedem Gebet, vorher, nachher, in jedem Handeln, erkenne dies als Basis eines jeden Gebetes an. Du bist nicht das, was du dir oder anderen fälschlicherweise aufgeladen hast. Du bist unschuldig, jeder neben dir ist unschuldig. Ihr habt alle in Tausenden von Leben Schuld und Unschuld gelebt. Rechnet nicht mehr auf, die größte Rechenmaschine des Universums könnte die Einzelfälle nicht mehr aufrechnen.

Beginnst du dein Gebet, erkenne an, dass dein Kern, dein göttliches Wesen niemals beschädigt oder angetastet worden ist. Du bist reinste göttliche Essenz. Dein göttlicher Funke ist an der unteren Lendenwirbelsäule verankert. Er ist wie ein Licht, das für dich und andere manchmal größer und manchmal kleiner erscheint. Doch in Wirklichkeit strahlt es über all deine körperlichen und geistigen Grenzen hinaus. All das, was du als deine Realität wahrnimmst, all deine körperlichen Begrenzungen, dein körperliches Leid und deine materielle Heimat sind unwesentlich. Du und alle anderen führen unermessliches Licht in sich, welches niemals in Gefahr ist, gelöscht zu werden. Dies verinnerliche dir bitte, und dann stell dir vor, dass all das, was du zu sein glaubst, nichts weiter ist, als all das, was du dir irrtümlicherweise in deinen Hunderten von Leben aufgeladen hast. Du bist nicht die oder der einzige. Niemand, der schuldiger oder unschuldiger als du ist, lebt auf der Erde. Ihr seid alle in der gleichen Situation. Werte daher nicht über Besser oder Schlechter. Ich bitte dich, nimm dein Licht an, nimm dich an. Seine Strahlkraft durchdringt das gesamte Universum. Es besitzt eine wahrhaft göttliche Kraft. Du beginnst jetzt, in deine Göttlichkeit einzutauchen.

»Ich lade meinen inneren Christus in mein Herz ein«, und es wäre schön, wenn du diese Worte in Gedanken wiederholst. »Ich lade meinen Christus in mein Herz ein. Ich lade Christus in mein Herz ein. Ich lade Christus in mein Herz ein.« Indem du diesen Satz denkst, findet eine Art Programmierung *statt. Du sprichst eine Einladung aus, und gleichzeitig lädst du dein Herz mit deinem Christusgeist, mit deinem Licht auf. Das hat zur Folge, dass das, von dem du glaubst, es sei dein Herz, von der Wahrheit übernommen wird. Christusgeist, deine wahre Essenz füllt dein Herz vollkommen aus. Indem du die Einladung ausgesprochen hast und du einlädst, programmierst du dein Herz neu, wie bei einem Computer. Du lädst ein neues Programm darauf, und dein altes Programm, was du dein Herz nennst, wird von der göttlichen Wahrheit überschrieben. Dies ist ein Prozess, und um ihn in Gang zu setzen und energetisch passieren zu lassen, wiederholst du ihn mehrfach: »Ich lade meinen Christusgeist, die Wahrheit, meinen göttlichen Ursprung in mein Herz ein. Ich lade Christus in mein Herz ein. Ich lade Christus in meine Gefühle ein. Ich lade die göttliche Wahrheit, meinen Christus, in meine Gefühle ein. Ich lade Christus in all meine Verletzungen ein. Ich lade Christus in all meine Verletzungen ein. Ich lade Christus in all meine Verletzungen, die ich anderen zugefügt oder selbst erfahren habe, ein. Ich lade Christuslicht in all meine Verletzungen ein.« Christus ist höchste Intelligenz und die Wahrheit.*

Du brauchst keine Anweisungen über einzelne Verletzungen zu geben. Du startest den Prozess durch die gedachten oder gesprochenen Worte und lässt die göttliche Intelligenz in deinem Sein wirken. Wenn du bereit bist, all deine Verletzungen, die du dir und anderen zugefügt hast, zu lösen, zu erlösen, dann reicht es, zu sagen oder zu denken: »Gott, Vater, dein Wille geschehe.« Dies wiederholst du oftmals, bis du das Gefühl der Erleichterung und der Lösung in dir fühlst.

»Ich lade meinen Christus in mein Zuhause ein.« Dies ist ein weiterer Schlüssel zu deinem Heil. Mit deinem Zuhause ist dein Körper, dein Umfeld, dein ganzes Bühnenbild von je her, was Materie ist, gemeint. »Ich lade Christus in mein Zuhause ein.« Bedenke, dass du deine göttliche Essenz hiermit ausdehnst, es ist deine Liebe, deine Essenz und die Wahrheit, die du ausweitest. »Ich lade meinen Christus in mein Zuhause ein.«

»Ich lade Christus in mein Zuhause ein. Ich lade Christus an den Tag, an die Stunde meiner Geburt dieses Lebens ein. Ich lade Christus in meine Geburt ein. Ich lade Christus in die Geburtsminute ein. Ich lade Christus in meinen kleinen Körper ein. Ich lade Christus in die gesamte Geburtssituation ein. Ich lade Christus in all die Muster, in all die Gewohnheiten, in all die

Last ein, die ich mir für dieses Leben auferlegt habe. Ich lade Christus in die gesamte Situation ein.« Und wenn du bereit bist, diese Muster, die du aus vielen Leben mitgebracht hast, die dein Leid, deine Freude, deine Hindernisse, deine Ereignisse, bestimmt und gelenkt haben, wenn du bereit bist, diese Muster zu erlösen, jeden leidvollen Gedanken, jede leidvolle Erinnerung, wenn du bereit bist, Erlösung in deine grauen Schleier zu geben, dann erbitte: »Gott, Vater, dein Wille geschehe.«

Du kannst dir vorstellen, dass es eine aktive Heilung und Umprogrammierung all deiner Muster nach sich zieht. Dieses braucht seine Zeit, erwarte daher nicht, dass alle Gedanken in Sekundenschnelle die Veränderung nachvollziehen. Achte jedoch auf die Veränderung in dir. »Ich lade meine göttliche Essenz, meinen Christus in meine Worte ein. Ich lade Christus in meine Worte ein. Ich lade Christus in jedes einzelne Wort ein. Ich lade Christus in all meine Gedanken ein.« So werden graue Gedanken, die dich in die Irre und in das Leid geführt haben, die nicht und niemals hilfreich waren, mit der Zeit vollkommen überschrieben werden. Es ist, als würdest du eine graue Wand farbenfroh anmalen, bis alles dauerhaft überschrieben ist. »Ich lade Christus in all meine Gedanken ein.« Stell dir vor, wie dein Gehirn von vielen, vielen helfenden, zarten Engelhänden beleuchtet wird, und mit der Zeit wird es nur noch liebevolle, produktive, heilende, tröstende Worte und Gedanken geben. Heilung passiert so und nicht anders. Heilung ist eine Erlösung und Lösung; dein Christus ist Lösung, ist Erlösung. Tägliches Üben, mal lang, mal kurz, wird die Schatten aus deinem Leben erleuchten.

Die Erleuchtung wird folgen, sie ist logisch, sie ist einfach und logisch. Wo Licht ist, kann kein Schatten sein. Glaube mir, das Licht Gottes durchleuchtet alles. Sorge dich nicht um eventuell Vergessenes, du stehst vor mir mit all deinen Schattierungen, mit all deinen Mustern, ich sehe durch sie hindurch, und ich sehe reines Christuslicht. Wie der Schnee in der Sonne wird all dein Gehabe schmelzen, und dein Christus wird all die grauen Schleier und behindernden Muster durchleuchten. »Gottes Wille geschehe«, ist sozusagen die »Enter«-Taste. Du gibst den Befehl in die Aktion. Dies ist deine Arbeit von nun an bis zu deiner Lichtwerdung. Du gibst damit deiner göttlichen Essenz, deiner Einzigartigkeit, deinem Christus die Erlaubnis, durch all deine Trauer, alle Fehlentscheidungen, durch alles Leid hindurch zu leuchten.

Dies ist wirkungsvoll, denn ihr alle seid aufgerufen, den Sinn dieser Worte zu verstehen: »Niemand kommt zum Vater denn durch mich.«

Dies ist die Lösung, dies ist die Erlösung, steck dein Schwert ein. Gib jeden Gedanken in Gottes Hand. Sei bereit zu verzeihen. Gib alles an deinen göttlichen Ursprung. Begib dich selbst in dein Christuslicht. Denn du bist Licht. Du bist mir ebenbürtig. Du bist es wert, endlich heimzukommen. Du bist willkommen in deinem eigenen Licht. Du bist der Löser, der Erlöser deiner eigenen Ketten, und als ich sprach: »Wenn ich wiederkomme, dann komme ich mit dem Schwert«, dann hieß es niemals Zerstörung oder Bestrafung, denn die einzigen, die berechtigt sind, ein Schwert zu führen, sind Erzengel Michael und ich. Damit werden wir deine irdischen Mauern, deine irdischen Fesseln und dein irdisches Leid zerschlagen. Ich werde dich und jeden einzelnen an die Hand nehmen und ins Licht führen und zwar durch dein eigenes Licht. Denn nun verstehst du: »Niemand kommt zum Vater denn durch mich.« Gesegnet sei jeder Gedanke, der der Wahrheit und deinem Christus entspringt. Gesegnet sei jeder Gedanke, den du mit deinem Licht flutest. Ich, dein Christus, bin der Weg, die Wahrheit und das Leben. Du wirst nicht umhinkommen, dies, die Wahrheit, in diesem Gebet als Erkenntnis zu erarbeiten. Dies ist deine Aufgabe. Dies ist seit Anbeginn deine Aufgabe. Alle Illusionen werden zerfließen wie Schnee in der Sonne. Lass dein Licht von innen nach außen dringen. Dies ist die Wahrheit, dies ist das Licht. Du gelangst nur zum Vater denn durch dich, Amen. Jesus hat dir den Weg gezeigt.

> »Ihr seid das Licht dieser Welt. Es kann die Stadt, die auf dem Berge liegt, nicht verborgen sein. Man zündet auch nicht ein Licht an und setzt es unter einen Scheffel, sondern auf einen Leuchter, so leuchtet es denn allen, die im Hause sind. Also lasst euer Licht leuchten vor den Leuten, dass sie eure guten Werke sehen und euren Vater im Himmel preisen.«
>
> Matthäus 5, 14-16

Geführte Vorstellung der geistigen Halle des Lebens

Lasse dich beim Lesen der geführten Reisen durch die Geisteskräfte vertrauensvoll in die Wortenergie der Texte fallen. Während du liest, nehmen deine geistigen Helfer Einstellungen zu deiner Transformation an dir vor.

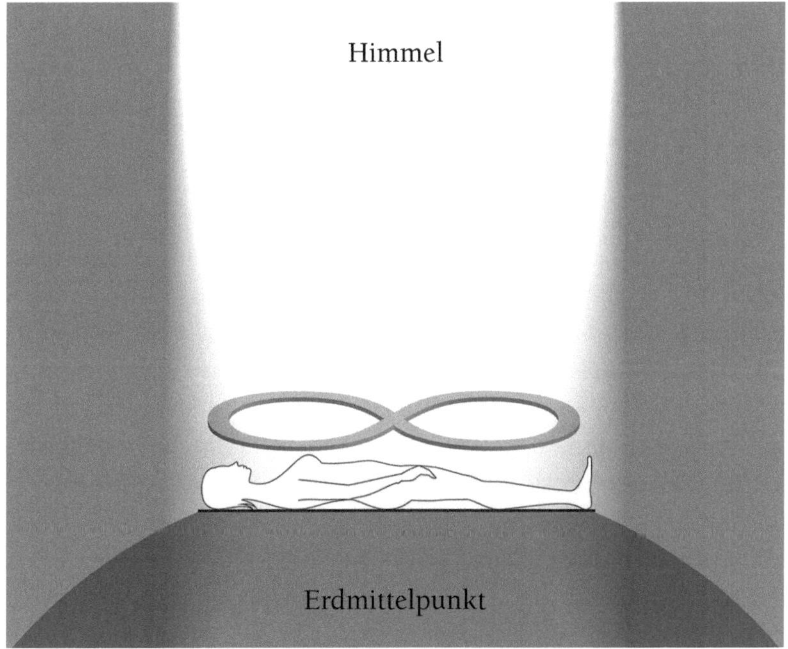

Die Geisteskraft des Lebens hat eine besondere Form. Sie besteht aus 24 Kugeln oder Perlen. (Bisher sind uns nur drei davon bekannt, diese möchten wir hier mitteilen.) *Diese Kugeln schimmern jeweils in ihrer eigenen Farbe, manchmal auch bunt. Während diese Geisteskraft gereinigt wird,*

legen deine geistigen Helfer eine schwingende Acht über dich. Ihre Schwingung erzeugt eine Vibration in deinem gesamten Energiefeld. Nun löst sich die Drehung in der Mitte, und die Acht wird zu einem großen Kreis. Dieser schwingt sich ein wenig empor, verliert seine Form und wird zu einer Spirale. Alles, was dir nun mitgeteilt wird, passiert den Weg durch diese Spirale. Heute wenden wir uns drei besonders schön schillernden Kugeln oder Perlen zu. Ich nehme sie in meine Hände und bringe auch sie in Schwingung.

Bitte führe nun die Atemübung aus. Jetzt schwebt die erste große Perle über dir. In ihr befindet sich eine Schriftrolle, und durch einen kleinen Zauber entwickelt sie sich. In uralten Zeichen, Sprachen, Mustern und Symbolen steht darauf dein göttlicher Zellinformationscode geschrieben. Ich werde nun für dich die Aktivierung vornehmen.

Du bist nicht allein, außer mir sind viele geistige Helfer, Entwicklungshelfer aus dem Reich der Lichtwesen anwesend und behüten dich. Du bist behütet. Deine Zellinformation, die immer noch als eine Kostbarkeit über dir schwebt, ist nun von mir aktiviert. Öffne dein Herz für deine Schönheit und Gesundheit. Ich senke deine einzigartige aktivierte Schönheit und Gesundheit in dich zurück durch den Strom des Lebens in deine Geisteskraft des Lebens, und ich bitte dich, wieder in die Atmung zu gehen. Belebe dein Leben mit Leben. Beatme dich und lass dich atmen. Auf deinem Lebensweg befinden sich links und rechts jeweils zwölf Kugeln von unbeschreiblicher Schönheit. Und eben hast du eine eingesammelt, und wir schreiten weiter voran.

Du findest eine zweite Kugel oder Perle, sie kann die Größe eines Stecknadelkopfes oder auch eines Wasserballes haben, vielleicht auch noch größer. Ich halte nun die Kugel über dich, und indem ich sie schwenke, füllt sie sich mit glasklarem Wasser. Ich lasse es zur Ruhe kommen. Das Wasser beruhigt sich, und der schönste Goldfisch, besetzt mit Diamanten, mit wachen Augen und anmutigem Erscheinen, wartet darauf, neu belebt zu werden. Diese Kugel beinhaltet die Information, die sich über das Wasser in deinen Körper überträgt. Träger dieser Information sind die Luftfeuchtigkeit, die Meere, die Wolken, der Atem und alles, worin Wasser enthalten ist. Diese Information ermöglicht dir die Kommunikation mit ALLEM WAS IST. Das Rauschen in den Bäumen wird zum liebevollen Geflüster, der plätschernde Bach gibt dir Antworten auf Fragen. Die Tiere sprechen mit ihrem Blick und streicheln dich mit ihren Augen. Und damit Alles in Allem mit Allem zurück ins Einssein fließen kann, geben wir dir deine einzigartige, schillernde Kugel oder Perle zurück in deine Geisteskraft des Lebens. Sie senkt sich ab, findet allein ihren Platz, ihren rechten Sitz, fügt sich ein und wird durch einen göttlichen Funken aktiviert. – Gehe nun in deine Atmung. Wirf deine alten Funktionen in Gang. Erwecke die Kunst, erwecke die Weisheit, erwecke die Liebe, erwecke dies alles in dir.

Und wir brauchen gar nicht weiterzugehen, schon zeigt sich die nächste Perle oder Kugel, wie auch immer sie aussehen mag. Sie ist von unbeschreiblicher Schönheit. So strahlend, so wunderschön, sie sprüht wie ein Feuerwerk. Sie ist wahre Freude und hüpft ungeduldig wie ein aufgeregtes Kind auf und ab. Sie ist die Geisteskraft der Freude. Diese brauche ich nicht in die Hände zu nehmen und zu aktivieren, sie ist der wahre Aktivator. Du hast deinen einzigartigen, klaren, goldenen, lustigen Zugang zur wahren Freude. Wir geben noch ein wenig Scherz, Witz und ein paar Funken dazu. Diese Kugel sieht aus, als würde sie auf einem kleinen Thron sitzen. Sie nimmt nun ihren rechtmäßigen Platz ein und bittet, durch deinen Atem von dir angenommen und aktiviert zu werden. Gehe bitte in die verbundene Atmung über.

Affirmation:

Christus in mir durchleuchtet und erleuchtet, löst und erlöst alles, was mich hindert, vollkommen und Heil zu sein. Christus in mir zieht jetzt all das in mein Leben, was ich brauche um vollkommen, Heil und frei zu sein – Ich bin Licht.

Vorstellung der Geisteskraft der Ordnung und der Beurteilung

Anwesend sind die Hüter der Ordnung. Um dir eine ordentliche Vorstellung der Ordnung zu geben, müssen wir vorerst ein bisschen Ordnung bei dir machen. Das Geisteszentrum der Ordnung ähnelt dem Aussehen von glasklaren Honigwaben. Wir beginnen mit der liegenden Acht über dir, und sie bekommt an der einen Seite einen Schubs, so dass sie sich zum Kreis öffnet und sich zur Spirale emporschwingt. Über dir steht nun deine eigene Spirale, die im Geisteszentrum der Ordnung verankert ist, welches in der Magengrube liegt. Die Kräfte der Beurteilung und Ordnung bilden ein gemeinsames Zentrum. Sie sind in der Form einer Acht miteinander verbunden und schwingen in einem gemeinsamen Rhythmus.

Wir spazieren jetzt mit dir durch eine schneebedeckte Landschaft. Der Himmel ist klar, die Sonne wärmt, und wir haben einen Ausblick vom Dach der Welt über die schönsten irdischen Erhebungen und Gletscher. Überall funkeln Bergspitzen, sie sprühen vor Freude. Vor dir öffnet sich eine Gletscherspalte, und du darfst wie im Spiel in diese Gletscherspalte hineinspringen. Fehlt dir ein bisschen Mut, kannst du auch die Rutsche, die sich an der Seite zeigt, benutzen. Vielleicht hast du vermutet, dass es hier unten dunkel ist, aber unten angekommen, scheint eine viel wärmere und noch schönere Sonne. Du siehst dich um und bemerkst direkt vor dir einen riesigen Rohdiamanten. Er ist dünn mit Pulverschnee bedeckt, der nun abschmilzt. Du betrachtest ihn, gehst um ihn herum und schaust in ihn hinein. Er ist an einigen Stellen glasklar, an anderen milchig. Wenn du genauer hinsiehst, kannst du erkennen, dass dieser schöne und große Rohdiamant gar nicht seine volle Größe zeigt. Er zeigt nur seine Spitze, die aus dem Erdreich ragt. Während du schaust, wird er größer und größer.

So einen riesigen Rohdiamanten hast du noch nie gesehen. Du polierst ihn selbst ein bisschen und nimmst aufmerksam wahr, was sich alles in ihm befindet. In ihm kreist das gesamte Sonnensystem. Wie in einer Wahrsagekugel öffnen sich deinem Auge die verschiedenen Aspekte, und du siehst immer mehr Details. Das Reich der Feen und Waldbewohner, das Reich der Edelsteine, der Gnome, ganze Orchester, Tiere, die dir zublinzeln und zuwinken. Du erkennst Menschen, die du vielleicht in Gedanken, Worten oder Handlungen verurteilt hast und die nun vor deinen Augen wie in einem Film viele Mäntel ablegen. Ihr schaut euch in die Augen und lächelt euch an. Sie legen noch mehr Mäntel ab, und du siehst, dass diese Menschen genau wie du warm strahlende, vollendete, göttliche und liebevolle Wesen sind.

Nun zeigt sich eine kleine Sonnenblume. Du nimmst ihren Herzschlag wahr, und wie im Zeitraffer siehst du, wie sich die Blüten und Blätter entwickeln und öffnen, bis sie sich zu ihrer vollendeten Größe entfaltet hat.

Setze dich nun bequem vor diesen deinen Diamanten, der eine wohlige Wärme ausstrahlt. Du kannst jetzt wahrnehmen, wie er sein Licht verändert und klarer und funkelnder wird. Er bekommt eine wunderschöne Form, die eines bequemen Sessels, du setzt dich in ihn hinein – schön bequem. In den Armlehnen entdeckst du Fische, die im glasklaren Wasser schwimmen, und du spürst, dass dies göttliche Ordnung ist. Du merkst, wie das Licht dieses Sessels dich von innen durchleuchtet und durchstrahlt. Von innen heraus leuchtet, wärmt und strahlt der Sessel, strahlst du; und du weißt, dass alles in göttlicher Ordnung ist. Aus dieser Position heraus siehst du, dass während der Zeit, die du im Sessel verbracht hast, um dich herum der gesamte Gletscher geschmolzen ist. Du befindest dich nun nicht mehr in der Gletscherspalte, sondern auf einer wunderschönen Hochebene mit grünem Gras und wunderschönen Blumen. Vögel schauen dir interessiert zu, und es ist alles in vollkommener Ordnung und Harmonie.

Viele von den Urteilen, die du von Anbeginn bis in die Ewigkeit gefällt und angenommen hast, sind gerade dahingeschmolzen, und ich bitte dich jetzt, die restlichen Urteile zum Schmelzen zu bringen, das kannst du selbst. Gehe in die verbundene Atmung und lege eine Hand auf deinen Unterbauch und die andere auf dein Herz oder lasse sie über deinem Körper schweben. Du bist bereits in der Christussäule, und du selbst gibst den Zündfunken für das letzte Abschmelzen, indem du deine Wahrnehmung in beiden Handflächen gleichzeitig ruhen lässt. Du weißt es bereits, dieser Rohdiamant ist dein Urteil, du bist dieses Ur-Teil, du bist das göttliche Urteil, du bist dein göttlicher Funke.

Öffne deine Augen für die Liebe zu dir selbst und zu anderen, für deine eigenen Belange, deine eigenen Werte und deine eigenen Schätze; denn du sollst wissen, der einzige Grund deiner Inkarnationen von Anbeginn bis in die Ewigkeit ist einzig und allein, dich selbst zu heilen und dem Ruf zurück ins HEILSEIN zu folgen. Niemand anderes kann das für dich tun. Alle Geschenke, die du geben und nehmen darfst, sind einzig und allein in erster Linie für dein eigenes HEIL bestimmt. Nimm meine Geschenke an. Du kannst keine Liebe geben, wenn du dich selbst nicht lieben kannst. Du kannst kein Geld verschenken, wenn du keines hast. Du kannst nichts unterrichten, was du selbst nicht verstanden hast. Du kannst deine Kinder nicht schützen, wenn du nicht selbst deine Stärke wahr- und angenommen hast. Du kannst niemandem etwas Gutes tun, wenn du dir nicht selbst etwas Gutes tust. Orientiere dich immer an dem Licht und an der Liebe, nur dann kannst du wirklich geben.

Hast du dies erst einmal verstanden, wird dir die Logik der Heilung durch dein Wissen und deinen Verstand in deinem ganzen SEIN bewusst sein. All deine Geistführer sprechen jetzt folgende Affirmation für dich:

Licht durchleuchtet und erleuchtet, löst und erlöst von Anbeginn bis in die Ewigkeit alles, was dich hindert, Liebe für dich **selbst** *wahrzunehmen, anzunehmen und auszudrücken. Licht durchleuchtet und erleuchtet, löst und erlöst, von Anbeginn bis in die Ewigkeit sämtliche Fehlurteile und deren Auswirkungen. Licht, Liebe und HEIL ALLEN und ALLEM. Du erlaubst dir, Liebe anzunehmen und die Wahrheit zu geben.*

»Das Komische am Leben ist, wenn man darauf besteht, nur das Beste zu bekommen, dann bekommt man es häufig auch.«
W. Somerset Maugham

Affirmationen

Affirmationen und Verneinungen

Du redest über Gott und die Welt, aber du sprichst auch mit Gott und der Welt. Du sprichst mit deiner äußeren und deiner inneren Welt.

Verneinungen: Wenn du gerade nichts trinken willst, und jemand bietet dir eine Tasse Kaffee an, lehnst du dankend ab. Das umschreibt in Kurzform das Prinzip der Verneinung. Alles, was du nicht in dir aufnehmen willst, lehnst du ab und sagst: »Nein.« Genauso verfährst du mit allem, was du nicht möchtest, auch mit Problemen oder Krankheiten. Du sagst oder denkst: »Nein, dies gehört nicht zu mir. Es ist nicht meins und wird nie meins werden. Es ist nicht in der Wahrheit.« Du stellst dich nicht in Opposition zu dem Problem oder nimmst den Kampf auf. Du gibst jedoch durch die Verneinung eine einfache Anordnung an dein System, sich für diese Einflüsse zu schließen. Viele Menschen konnten sich selbst durch dieses einfache Prinzip heilen und schützen. Sie weigerten sich, etwas als unumstößlich anzunehmen. Alles Belastende und Furchterregende und alles, was nicht deinem Wohl dient, verneinst du und richtest deine Wahrnehmung auf das, was du erreichen willst.

Affirmationen: Das Prinzip der Bejahung beziehungsweise der Affirmation ist genauso einfach. Wenn du den angebotenen Kaffee trinken willst, nimmst du dankend an und sagst: »Ja.« Genauso verfährst du mit allem, was du gerne empfangen möchtest. »Ja, es stimmt, alles Gute steht für mich im Überfluss bereit. Ja, ich öffne mich dafür und nehme es gerne an.« Du richtest dein Bewusstsein durch die Bejahungen auf das Gewünschte aus. So kann es sich in deinem Leben manifestieren. Eine Affirmation ist dabei keine Lüge, selbst wenn du zur Zeit in einer schwierigen Situation stecken solltest. Sie ist nur eine bewusste Hinwendung zum Guten, du bestätigst nur das Gute und verwendest keine Aufmerksamkeit auf das Negative.

Es gibt verschiedene Möglichkeiten, dir gut zuzusprechen. Du kannst es global tun, wie zum Beispiel durch Mantras, und du kannst es individuell durch spezielle Affirmationen tun. Damit bestätigst und erschaffst du, was du erhalten willst und verbindest dich mit dem Göttlichen in dir. Zugleich dankst du auch für die realisierten Wünsche. Da es viele spezielle Themen gibt, kannst du dir dafür spezielle Affirmationen zusammenstellen. Dabei solltest du gewisse Merkmale beachten:

Deutlichkeit und Klarheit: Was willst du genau?

> »Wenn du in einem Lebensmittelgeschäft bist und sagst: ›Ich will keine Eier‹ oder ›Brot möchte ich auch nicht haben‹, wirst du nicht verstanden. Bezeichne genau, was du willst«.
>
> Sigrid Spindler

Verwende auch keine vergleichenden Wörter, wie zum Beispiel: mehr, besser, weniger, etwas, schöner und so weiter. Wenn du gerne finanzielle Unabhängigkeit erreichen willst, benennst du das und sagst nicht: »Ich möchte mehr Geld haben«, sondern du sagst: »Ich Bin jetzt und immer auf allen Ebenen im göttlichen Wohlstand, im Überfluss mit Geld, mit materiellen und geistigen Gütern versorgt.« Wenn du gesund sein willst, benennst du das und sagst nicht: »Ich möchte etwas weniger Schmerzen haben«. Du sagst: »Vollkommene Gesundheit herrscht jetzt und immer in meinem gesamten Körper; alle Körpersysteme funktionieren ihrer Bestimmung entsprechend im Einklang mit der göttlichen Ordnung.«

Ein Jugendlicher hatte seine Brille verloren. Im Hause, im Garten und im Auto war sie unauffindbar. Er entwickelte starke körperliche Symptome, und je länger die Zeit voranschritt, desto schlechter fühlte er sich. Am zweiten Tag ging es ihm so schlecht, dass er das Bett nicht verlassen konnte. Seine Mutter ging in den Garten und setzte sich unter einen Baum, um für ihren Sohn und andere Menschen in die Christussäule zu gehen und sich durch die Affirmationen für das Wohl aller und für das Finden seiner Brille einzustellen. Während sie dort saß, kam ein Freund, den sie auch in ihre Gebete einbezogen hatte. Er trat unter den Baum, um sie zu begrüßen, fasste in die Zweige und hielt die Brille in der Hand! Der Junge hatte sie beim Fußballspielen dort abgelegt und vergessen. Später dachte die Mutter: So etwas Dummes von mir, ich hätte mich auf gutes Augenlicht einstellen sollen!

Zeitwahl: Eine Affirmation sollte in der gegenwärtigen Zeit formuliert werden. Deine Ziele liegen weder in der Vergangenheit noch in der Zukunft, sondern in der Gegenwart.

Positive Formulierungen: Affirmationen sind Anweisungen an dein Unbewusstes, sie sind Anweisungen an dein göttliches Licht, um dem, was du haben möchtest, Form zu geben. Dein Unbewusstes »hört« keine Negationen. Daher sollte nicht benannt werden, was du nicht haben willst (siehe Kapitel: »Der Zauberspiegel«).

Andere Beispiele dafür sind: »Ich möchte nicht schon wieder diese Konfrontation erleben«, oder: »Ich möchte nicht mehr in diesem abbruchreifen Haus wohnen.« Was möchtest du erleben, wo willst du wohnen? Was ist dein höchstes Ziel? Dein göttliches Licht verwirklicht alles gemäß deinen Anweisungen, und das ist immer das, worauf du deine Aufmerksamkeit richtest. Deine Aufmerksamkeit erschafft deine Welt.

Verbindung mit dem Göttlichen: Du appellierst immer an das Höchste in dir, an das höchste Ziel, das höchste Wohl und das höchste Gut für dich und andere. Du gibst dich nur mit dem Besten zufrieden. Durch deinen Willen für das Höchste und Beste verbindest du dich mit dem göttlichen Willen, und die geistige Welt brennt nur so darauf, dich darin zu unterstützen. Danke von Herzen für das Erhaltene, so bekräftigst und bestätigst du das gewünschte Resultat. Du gibst dadurch all deinen Zellen, Fasern und Aspekten deines SEINS lebendige und starke Anweisungen, die sich auf allen Ebenen auswirken. Beispiele dafür sind: »Ich danke von Herzen, dass vollkommene Ordnung und Harmonie in meinem Körper wirken. Mein höchstes Wohl manifestiert sich jetzt in meinem gesamten Wesen.« Oder explizit auf ein Thema gerichtet: »Danke, dass meine Gallenblase in perfekter Harmonie und Ordnung arbeitet und dass alle meine Zellen in vollkommener Weise zu meinem höchsten Wohle wirken. Meine Gallenblase ist vollkommen. Danke.«

Emotionen: Während des Sprechens oder Denkens unterstützt ein freudiger und wohliger Gemütszustand deine Intentionen. Die an sich schon positiven Worte bekommen dann eine besonders starke Vibration.

Konzentration: Beim Sprechen oder Denken der Affirmationen konzentrierst du dich auf die jeweilige Geisteskraft, die du damit stimulieren willst. Du bringst damit den Heilungsprozess in Gang und lässt ihn geschehen. In der jeweiligen Anwendung reicht es, die dazugehörige Affirmation einmal bewusst zu sprechen oder zu denken. Danach achtest du darauf, was du wahrnimmst. Durch die gerichtete Aufmerksamkeit in beide Hände gleichzeitig bist du automatisch in der Christussäule, und alles weitere ergibt sich durch die Christusenergie. Du arbeitest Hand in Hand mit der geistigen Welt, die dich unterstützt.

Du unterhältst dich mit deinem Körper, deinen Geisteskräften und auch mit der geistigen Welt, wie du dich wohlwollend und liebevoll mit einem Freund oder Freundin unterhalten würdest. Dein Körper, dein Umfeld, deine geistigen Helfer und dein gesamtes SEIN reagieren auf deine Anweisungen auf eine perfekte Art und Weise.

Anregungen für das Zusammenstellen von eigenen Affirmationen

Projekte fertigstellen:

Licht durchleuchtet und erleuchtet, löst und erlöst von Anbeginn bis in die Ewigkeit alles, was mich hindert, die vollkommene Vorstellung von (dieser Arbeit, diesem Projekt usw.) wahrzunehmen, anzunehmen und umzusetzen. CHRISTUS in mir zieht jetzt all das in mein Leben, was ich brauche, um (diese Arbeit, dieses Projekt) fertigzustellen.

Demenz:

Licht, es werde Licht.

Gleitwirbel:

Ri ra ratz, alles geht an seinen Platz. Ri ra ratz, alles ist an seinem Platz.

Finanzen:

Alle meine finanziellen Angelegenheiten sind in göttlicher Harmonie und Ordnung geregelt. CHRISTUS in mir zieht jetzt all das in mein Leben, was ich brauche, um in vollkommenem Wohlstand zu sein.

Schuldgefühle:

Ich spreche mich frei.

Gesundheit allgemein:

Licht durchleuchtet und erleuchtet, löst und erlöst von Anbeginn bis in die Ewigkeit alles, was mich hindert, in vollkommener Gesundheit und Vitalität zu sein. (CHRISTUS in mir zieht jetzt all das in mein Leben, was ich brauche, um vollkommen und HEIL zu sein.)

Liebeskummer, Eifersucht:

Licht durchleuchtet und erleuchtet, löst und erlöst, von Anbeginn bis in die Ewigkeit alles, was mich hindert, vollkommen und frei zu sein. CHRISTUS in mir zieht jetzt all das in mein Leben, was ich brauche, um in in wahrer Liebe zu sein.

Affirmationen zur Belichtung der Geisteskräfte

Buchstäblich wie ein Foto, das belichtet werden muss, belichtest auch du mit diesen Wortenergien deine Matrix. Deine Blaupause wird belichtet, und dein wahres Potential erscheint. Genauso wirkungsvoll sind diese Affirmationen, wenn du sie für andere sprichst.

> Der Sohn einer Klientin litt zwei Jahre lang an unerklärlichen Bauchschmerzen. Medizinische Behandlungen, psychologische Begleitung und verschiedene Krankenhausaufenthalte brachten keine Verbesserung. Er versäumte monatelang die Schule und konnte keinen außerhäuslichen Beschäftigungen wie Sport oder Spielen nachgehen. Nachdem sie ohne sein Wissen für ihn Affirmationen und die Christussäule angewendet hatte, trat eine vollständige Heilung innerhalb weniger Tage ein.

Manchmal ist auch Ausdauer erforderlich. Gerade bei chronischen Belastungen wurde oft jahre- oder jahrzehntelang das nicht Gewünschte bejaht. Um diesen Prozess umzukehren, kannst du die Affirmationen in Verbindung mit der Christussäule solange anwenden, bis du eine deutliche positive Veränderung spürst. Eine Klientin lieh sich einmal ein Buch über die Wirkungsweisen geistiger Prinzipien aus. Kurze Zeit später brachte sie es mit den folgenden Worten zurück: »Also, das ist nichts für mich. Ich habe es den ganzen Nachmittag probiert, aber ich habe keinerlei Wirkung verspürt!« Genauso wichtig wie die Affirmationen ist eine allgemeine tägliche geistige Hygiene. Das beinhaltet eine Ausmerzung des Ausrichtens auf belastende Dinge (siehe Kapitel: »Es ist Zeit«), da es nichts nützt, zum Beispiel Affirmationen zur Geisteskraft der Beurteilung anzuwenden und gleich im Anschluss über die »schlechten« Politiker zu schimpfen. Die Früchte deiner geistigen Arbeit wirst du jedoch bei Anwendung dieser einfachen Prinzipien reichlich einheimsen.

Die Übungs-CD zu diesem Buch, eine meditative Reise durch deine Geisteskräfte, kann dir dabei helfen.

Die Affirmationen werden grundsätzlich durch die verbundene Atmung und das Wahrnehmen beider Hände gleichzeitig unterstützt. So gehst du in die Christussäule. Dabei ruhen die Hände auf, neben oder über dem Körper.

Du spürst die Wirkung der Affirmationen, immer in Verbindung mit der Christussäule, stark im Körper, wenn du sie im Stehen anwendest. Da Gleichgewichtsstörungen auftreten können, solltest du dabei mit dem Rücken zu einer Sitzgelegenheit oder einem Bett stehen oder eine zweite Person zum Auffangen haben.

Basisaffirmation:

Licht durchleuchtet und erleuchtet, löst und erlöst von Anbeginn bis in die Ewigkeit alles, was mich hindert, vollkommen, frei und heil zu sein. Alles was ist, unterstützt mich Ich Bin zu sein.

Verstehen:

Ich Bin Licht! Licht flutet jede einzelne Zelle meines Körpers, jeden Gedanken, jede Situation, alle meine Angelegenheiten und Umstände. Alles, was mich hindert, mein eigenes Licht und das Licht eines jeden anderen wahrzunehmen und anzunehmen, wird durchleuchtet und erleuchtet, gelöst und erlöst, von Anbeginn bis in die Ewigkeit. Christus in mir zieht jetzt alle Erkenntnisse in mein Leben, die ich brauche, um die Wahrheit zu verstehen. Ich Bin Licht.

Wille:

Licht durchleuchtet und erleuchtet, löst und erlöst von Anbeginn bis in die Ewigkeit alles, was mich hindert, den höchsten Willen wahrzunehmen, anzunehmen und durchzusetzen.Ich Bin Gottes Wille – Gottes Wille passiert mein ganzes Sein.

Glaube:

Licht durchleuchtet und erleuchtet, löst und erlöst, von Anbeginn bis in die Ewigkeit jegliches Glaubensmuster und jegliche Suggestion und deren Auswirkungen, die mich hindern, meine höchsten Ziele und Wünsche wahrzunehmen, anzunehmen und in machtvollem Glauben umzusetzen. Ich Bin erfüllt von königlich machtvollem Glauben.

Vorstellung:

Ich Bin Gottes vollkommene Vorstellung. Sämtliche Schleier der Illusion von Mangel und Disharmonie, die mich hindern, die höchste und beste Vorstellung von meinem Körper und all meinen Angelegenheiten wahrzunehmen und anzunehmen, werden jetzt von Anbeginn bis in die Ewigkeit transformiert, gelöst und erlöst.

Begeisterung:

Ich Bin begeistert von allen geistigen Lehrern und hohen Engelenergien, die mich in meine Bestimmung einstimmen. Ich Bin begeistert von meiner Berufung, Genialität und Einzigartigkeit. Licht durchleuchtet und erleuchtet, löst und erlöst, von Anbeginn bis in die Ewigkeit, alles, was mich hindert, mein Licht, meine Einzigartigkeit und Berufung wahrzunehmen, anzunehmen und auszubilden. Ich gebe acht, wofür und womit ich mich begeistere. Ich Bin begeistert von mir.

Kraft/ Macht:

Licht durchleuchtet und erleuchtet, löst und erlöst von Anbeginn bis in die Ewigkeit alles, was mich hindert, meine vollkommene Kraft und Macht wahrzunehmen, anzunehmen und einzusetzen. Christus in mir zieht jetzt all das in mein Leben, was ich brauche, um mich an meine göttliche Kraft und Macht zu erinnern und zu benutzen. Ich Bin mächtig.

Liebe:

Ich schwinge in der Frequenz von göttlicher Ordnung, Heilung und Wahrheit. Licht durchleuchtet und erleuchtet, löst und erlöst von Anbeginn bis in die Ewigkeit alles, was mich hindert, mich und andere in bedingungsloser Liebe wahrzunehmen und anzunehmen. Liebe flutet jede einzelne Zelle meines Körpers, meinen Geist, alle meine Angelegenheiten und Umstände. Ich Bin in Liebe verbunden mit Allen und Allem. Ich Bin Liebe.

Beurteilung:

Ich Bin ein Teil Gottes, – ein Ur- Teil von Allem, was ist. Ich Bin verbunden mit Alles Was Ist. Licht durchleuchtet und erleuchtet, löst und erlöst von Anbeginn bis in die Ewigkeit sämtliche Urteile und deren Auswirkungen, die ich über andere und andere über mich gefällt haben. CHRISTUS in mir offenbart mir jetzt mein vollkommenes Ur-Teil.

Ordnung:

Licht durchleuchtet und erleuchtet, löst und erlöst von Anbeginn bis in die Ewigkeit alles, was hinderlich ist, meinen Körper, meinen Geist, alle meine Angelegenheiten und Umstände in die heilende Ordnung einzuordnen. Ich Bin eingebunden in das heilende Wirken der universellen Ordnung. Ich ordne an: Göttliche Ordnung herrscht in meinem Körper, meinem Geist und meinem gesamten Sein! Ich Bin vollkommen in Ordnung!

Stärke:

Stärke erfüllt mein ganzes Sein. Ich erlaube mir, sämtliche Erwartungen, Forderungen und Bedingungen an andere loszulassen. Sämtliche Erwartungen, Forderungen und Bedingungen, die andere an mich gestellt haben, werden durchleuchtet und erleuchtet, gelöst und erlöst, von Anbeginn bis in die Ewigkeit. Stärke flutet meinen höchsten Willen, jede einzelne Zelle und alle meine Körper. Ich Bin gefestigt im Frieden.

Ausscheidung:

Alles, was mich hindert, die vollkommene Ausscheidung passieren zu lassen, wird jetzt durchleuchtet und erleuchtet, gelöst und erlöst. Ich Bin gesegnet mit unfehlbarem Wissen, was meinem Guten dienlich ist. Ich Bin vollkommen entschieden für das Höchste und Beste für mich, für Alle und Alles. Christus in mir zieht jetzt ausschließlich das Höchste und Beste in mein Leben.

Leben:

Ich Bin Licht. Christus in mir durchleuchtet und erleuchtet, löst und erlöst alles, was mich hindert, vollkommen und heil zu sein. Alles Was Ist, unterstützt mich, Ich Bin zu sein. Ich empfange jetzt Gottes Reichtum und ich erlaube mir, im vollkommenen Reich zu sein. Es werde Licht - Ich Bin Licht.

Erweiterungsmöglichkeit für alle Affirmationen:

Alles, was mich hindert, vollkommen heil zu sein,
transformiert sich jetzt.
Alles, was ich brauche, um vollkommen heil zu sein,
integriert sich jetzt.

Anwendungen

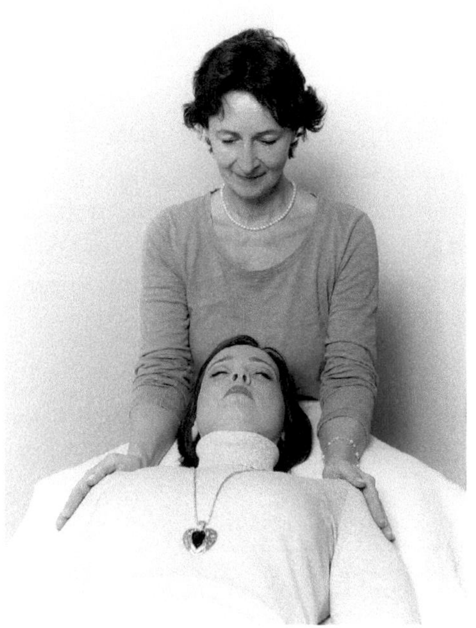

Anwendung bei Klienten und anderen

Du kannst jegliche Anwendung der Quantenheilung der Geisteskräfte sowohl für dich als auch für andere anwenden. Das schließt Tiere, Pflanzen oder sogenannte unbelebte Dinge mit ein, da alles mit allem verbunden ist. Die göttliche Ordnung findet sich in allem. Die erste Anwendung zur Reinigung der Geisteskräfte ist eine Generalreinigung. Da hierbei sehr viele Seinsebenen berührt werden, können starke Reaktionen auftreten. Plane dir für diese Sitzung etwa zwei Stunden ein und lasse noch nachruhen. Richte deinen Arbeitsbereich so ein, dass dein Klient die Anwendung im Sitzen oder Liegen bekommen kann.

Ob du die Affirmationen aussprichst oder still für dich formulierst, bleibt dir überlassen. Manchmal ist Stille und manchmal Sprache das

Richtige. Weise deinen Klienten darauf hin, dass die Basisaffirmation die Grundlage für die Arbeit mit allen Geisteskräften bildet. Instruiere ihn, die Basisaffirmation über einen längeren Zeitraum (Wochen/Monate) mit einer zweiten Geisteskraft zu kombinieren. Dein Klient fühlt sich entweder durch eine bestimmte Geisteskraft angezogen, oder er wählt sie einfach aus.

Wenn du eine wohlige Atmosphäre geschaffen hast und dein Klient in einer entspannten sitzenden oder liegenden Position ist, sammle dich und bitte für dich: »ALLES WAS IST, unterstützt mich, ICH BIN zu sein.« Hiermit stellst du dich auf das Höchste und Beste ein. Du sorgst dafür, dass du es bequem hast und dich in einer angenehmen Haltung befindest.

Während der gesamten Anwendungszeit ruht deine Wahrnehmung in beiden Händen gleichzeitig. So seid ihr beide in der Christussäule eingebunden.

Die Christussäule dehnt sich in und um euch herum aus. Lass dir Zeit und achte darauf, dass deine Muskulatur entspannt bleibt. Sitzt dein Klient, kannst du dich hinter ihn stellen. Wenn er liegt, kannst du dich ans Kopfende setzen. Du arbeitest aus einer Position der Leichtigkeit heraus. Es sollte niemals anstrengend oder schwer für dich sein.

Nimm den Kopf deines Klienten zwischen deine Hände. Ob du ihn dabei berührst oder nicht, bleibt dir überlassen. Erlaube dir, mit den Handhaltungen zu spielen und herauszufinden, wie es sich für dich in der jeweiligen Situation am besten anfühlt. Für die Geisteskräfte: Verstand, Wille, Glaube,Vorstellung, Begeisterung und Kraft/Macht kannst du am Kopfende der Behandlungsliege bleiben. Für die Geisteskräfte Liebe, Beurteilung, Ordnung, Stärke, Ausscheidung und Leben wechselst du deine Position (siehe Bild unten). Während du die Anwendung durchführst, richtest du deine Aufmerksamkeit auf den Sitz der jeweiligen Geisteskraft. Gib euch genügend Zeit.

Die Handhaltungen auf den Fotos sind als Anregung gedacht, vielleicht benutzt du sie am Anfang, lässt deine Hände später jedoch an intuitiv erspürten Stellen auf oder über dem Körper verweilen.

Basisaffirmation:

Licht durchleuchtet und erleuchtet, löst und erlöst von Anbeginn bis in die Ewigkeit alles, was dich hindert, vollkommen, frei und heil zu sein. Alles, was ist, unterstützt dich, Ich Bin zu sein.

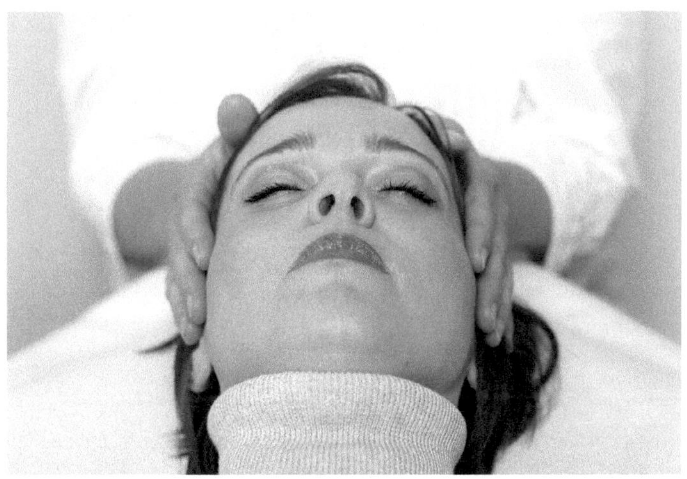

Verstehen:

Du Bist Licht! Licht flutet jede einzelne Zelle deines Körpers, jeden Gedanken, jede Situation, alle deine Angelegenheiten und Umstände. Alles, was dich hindert, dein eigenes Licht und das Licht eines jeden anderen wahrzunehmen und anzunehmen, wird durchleuchtet und erleuchtet, gelöst und erlöst, von Anbeginn bis in die Ewigkeit. Christus in dir zieht jetzt alle Erkenntnisse in dein Leben, die du brauchst, um die Wahrheit zu verstehen. Du Bist Licht.

Wille:

Licht durchleuchtet und erleuchtet, löst und erlöst von Anbeginn bis in die Ewigkeit alles, was dich hindert, den höchsten Willen wahrzunehmen, anzunehmen und durchzusetzen. Du Bist Gottes Wille – Gottes Wille passiert dein ganzes Sein.

Glaube:

Licht durchleuchtet und erleuchtet, löst und erlöst, von Anbeginn bis in die Ewigkeit jegliches Glaubensmuster und jegliche Suggestion und deren Auswirkungen, die dich hindern, an deine höchsten Ziele zu glauben, sie wahrzunehmen, anzunehmen und umzusetzen. Du bist erfüllt von königlich machtvollem Glauben.

Vorstellung:

Du Bist Gottes vollkommene Vorstellung. Sämtliche Schleier der Illusion von Mangel und Disharmonie, die dich hindern, die höchste und beste Vorstellung von deinem Körper und all deinen Angelegenheiten wahrzunehmen und anzunehmen, werden jetzt von Anbeginn bis in die Ewigkeit transformiert, gelöst und erlöst.

Begeisterung:

Du Bist begeistert von allen geistigen Lehrern und hohen Engelenergien, die dich in deine Bestimmung einstimmen. Du Bist begeistert von deiner Berufung, Genialität und Einzigartigkeit. Licht durchleuchtet und erleuchtet, löst und erlöst, von Anbeginn bis in die Ewigkeit, alles, was dich hindert, dein Licht, deine Einzigartigkeit und Berufung wahrzunehmen, anzunehmen und auszubilden. Du gibst acht, wofür und womit du dich begeisterst. Du Bist begeistert von dir.

An dieser Stelle wechselst du deine Sitz- und Handposition. Setze dich seitlich deines Klienten. Eine Hand legst du in den Nacken und die andere in einem Abstand über dem Kehlkopf. Aus dieser Sitzhaltung heraus erreichen deine Hände alle anderen Positionen.

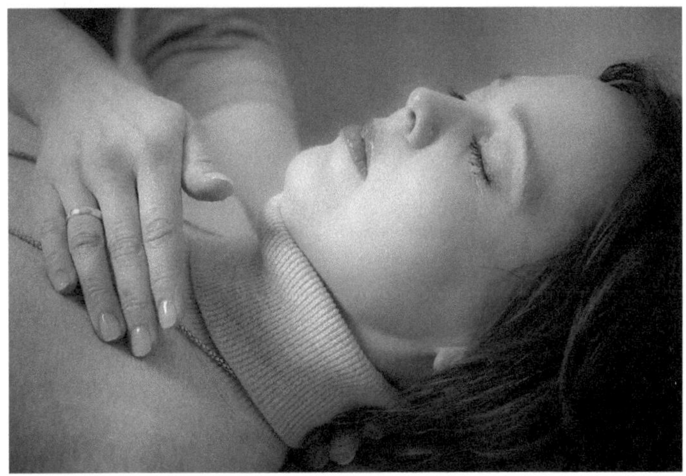

Kraft / Macht:

Licht durchleuchtet und erleuchtet, löst und erlöst von Anbeginn bis in die Ewigkeit alles, was dich hindert, deine vollkommene Kraft wahrzunehmen, anzunehmen und einzusetzen. CHRISTUS in dir zieht jetzt all das in dein Leben, was du brauchst, um dich an deine göttliche Kraft und Macht zu erinnern und zu benutzen. DU BIST mächtig.

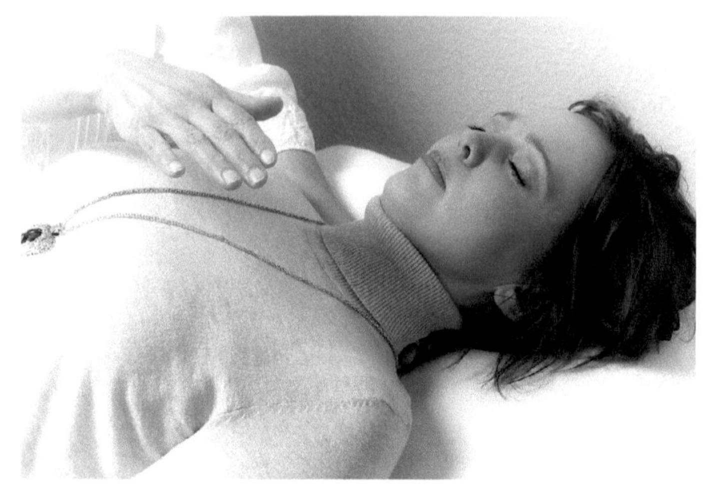

Liebe:

Ich schwinge in der Frequenz von göttlicher Ordnung, Heilung und Wahrheit. Licht durchleuchtet und erleuchtet, löst und erlöst, von Anbeginn bis in die Ewigkeit alles, was dich hindert, dich und andere in bedingungsloser Liebe wahrzunehmen und anzunehmen. Ich Bin in Liebe verbunden mit Allen und Allem. Liebe flutet dein ganzes Sein. Du bist Liebe.

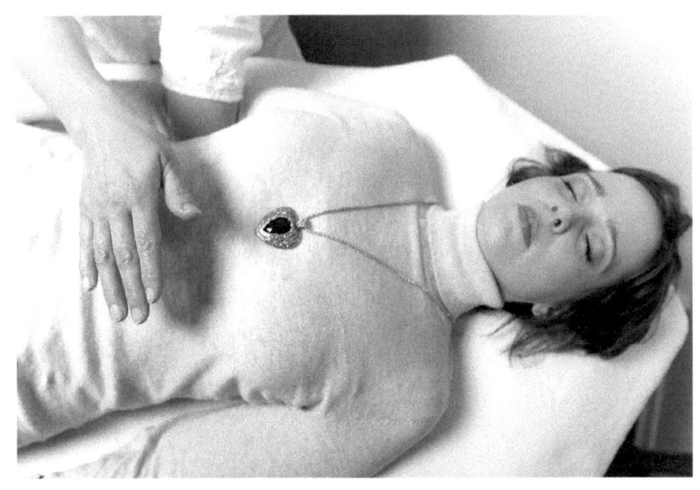

Beurteilung:

Du Bist ein Teil Gottes, ein Ur-Teil von Allem Was Ist. Du Bist verbunden mit Allem Was Ist. Licht durchleuchtet und erleuchtet, löst und erlöst von Anbeginn bis in die Ewigkeit sämtliche Urteile und deren Auswirkungen, die du über andere und andere über dich gefällt haben. Christus in dir offenbart mir jetzt dein vollkommenes Ur-Teil.

Ordnung:

Licht durchleuchtet und erleuchtet, löst und erlöst von Anbeginn bis in die Ewigkeit alles, was hinderlich ist, deinen Körper, deinen Geist, alle deine Angelegenheiten und Umstände in die heilende Ordnung einzuordnen. Du Bist eingebunden in das heilende Wirken der universellen Ordnung. Du ordnest an: Göttliche Ordnung herrscht in deinem Körper, deinem Geist und deinem gesamten Sein! Du Bist vollkommen in Ordnung!

Stärke:

Stärke erfüllt dein ganzes SEIN. Du erlaubst dir, sämtliche Erwartungen, Forderungen und Bedingungen an andere loszulassen. Sämtliche Erwartungen, Forderungen und Bedingungen, die andere an dich gestellt haben, werden durchleuchtet und erleuchtet, gelöst und erlöst, von Anbeginn bis in die Ewigkeit. Stärke flutet deinen höchsten Willen, jede einzelne Zelle und alle deine Körper. DU BIST gefestigt im Frieden.*

Ausscheidung:

Alles, was dich hindert, die vollkommene Ausscheidung passieren zu lassen, wird jetzt durchleuchtet und erleuchtet, gelöst und erlöst. DU BIST gesegnet mit unfehlbarem Wissen, was deinem Guten dienlich ist. DU BIST vollkommen entschieden für das Höchste und Beste für dich, für Alle und Alles. CHRISTUS in dir zieht jetzt ausschließlich das Höchste und Beste in dein Leben.

* Wenn wir von »alle deine Körper« sprechen, sind uns folgende feinstoffliche Körper bekannt: der ätherische Körper, der spiritueller Körper und der Emotional- und der Mentalkörper.

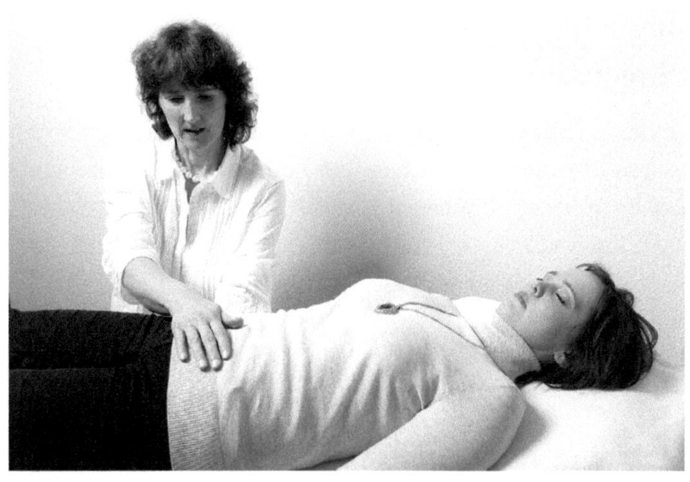

Leben:

Du Bist Licht. Christus in dir durchleuchtet und erleuchtet, löst und erlöst alles, was dich hindert, vollkommen und heil zu sein. Alles Was Ist unterstützt dich, Ich Bin zu sein. Du empfängst jetzt Gottes Reichtum, und du erlaubst dir, im vollkommenen Reich zu sein. Es werde Licht – Du Bist Licht.

Bitte erinnere deinen Klienten daran, viel Wasser zu trinken, damit der Reinigungsprozess unterstützt wird. Am besten ist dafür stilles, körperwarmes Wasser geeignet. Vergewissere dich, dass es deinem Klienten gut geht, bevor du ihn verabschiedest. Du selbst hast Wunderbares geschehen lassen und dir eine große Belohnung verdient. Sorge auch gut für dich und trinke vor allem viel Wasser, denn du hast bei dieser Anwendung auch viel für deine eigene Reinigung getan.

Die tägliche Belichtung bei anderen und Eigenanwendung

Wende diese Übung nicht an, wenn deine Aufmerksamkeit für andere Tätigkeiten (Autofahren, Kochen usw.) erforderlich ist, da manchmal Reaktionen auftreten können. Es ist möglich, dass du im Schlaf auch in deinen Träumen verarbeitest. Freue dich: Je mehr du nachts transformierst, desto schöner sind die Tage!

Übung:

- Die Atemübung 5 Minuten oder länger anwenden.
- Die Aufmerksamkeit in beide Hände gleichzeitig richten.
- Die Belichtung mit folgender Affirmation:

Licht durchleuchtet und erleuchtet, löst und erlöst von Anbeginn bis in die Ewigkeit alles, was mich hindert, vollkommen, frei und heil zu sein. ALLES WAS IST, unterstützt mich, ICH BIN zu sein. ICH BIN Licht.

Denke daran, bleibe während der ganzen Übung mit deiner Wahrnehmung in beiden Händen gleichzeitig.

Es ist möglich, dass du mehrere Stunden lang reinigende Wellen spürst.

Führe diese allumfassende Anordnung mit Respekt und Achtsamkeit aus.

Optimale Veränderungen erfährst du, wenn du zusätzlich jeweils eine Woche oder länger noch eine Geisteskraft speziell beleuchtest.

Unsere Lieblingsaffirmation ist:

Christus in mir durchleuchtet und erleuchtet, löst und erlöst von Anbeginn bis in die Ewigkeit alles, was mich hindert, ICH BIN zu sein. ALLES WAS IST unterstützt mich, ICH BIN zu sein.

Diese Affirmation lässt sich einfach auf jede Geisteskraft bezogen abwandeln.

Probiere dich aus, übe dich in deiner Wahrnehmung, ob am oder über dem Körper. Spüre in deinen Körper hinein. Lasse dich von deiner Intuition zu verschiedenen Stellen oder Punkten leiten. Manche Stellen fühlen sich vielleicht »besonders« an, verweile dort etwas länger. Jede Anwendung ist einzigartig, auch die Intensität fühlt sich jeweils unterschiedlich an.

Wie würde es sich anfühlen, wenn du/diese Person bereits jetzt im vollkommenen HEIL wärst/wäre? Mit solch einer Frage begibst du dich in das Erspüren der Wahrheit.

Du bist eingeladen, mit den Handhaltungen zu experimentieren. Erspüre, wo du die Energie besonders stark fühlst, und lasse deine Hände dementsprechend auf oder über dem Körper ruhen.

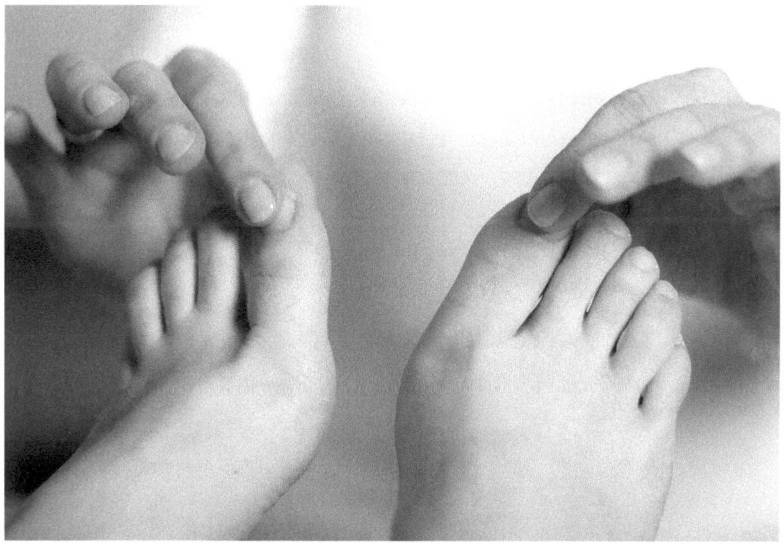

An den Füßen und am Kopf wird die Energie oft besonders stark wahrgenommen.

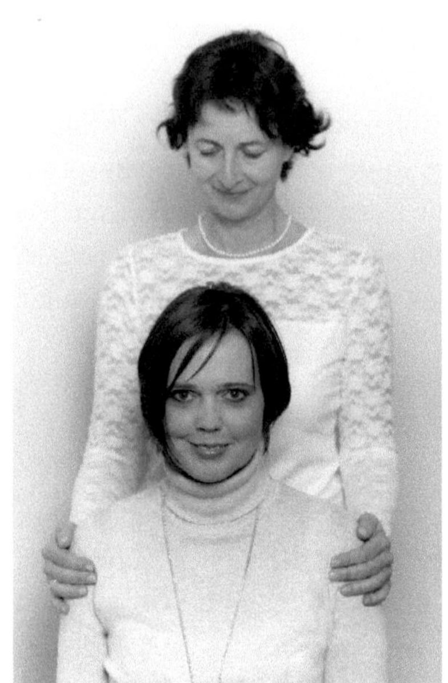

Freude ist das stärkste Gebet

Besonders deutlich spürst du die Wirkungen der Affirmationen, wenn du sie im Stehen anwendest. Weil Gleichgewichtsstörungen auftreten können, solltest du dabei vor einer Sitzgelegenheit stehen oder eine zweite Person zum Auffangen haben. Am einfachsten ist jedoch das Benutzen einer Behandlungsliege.

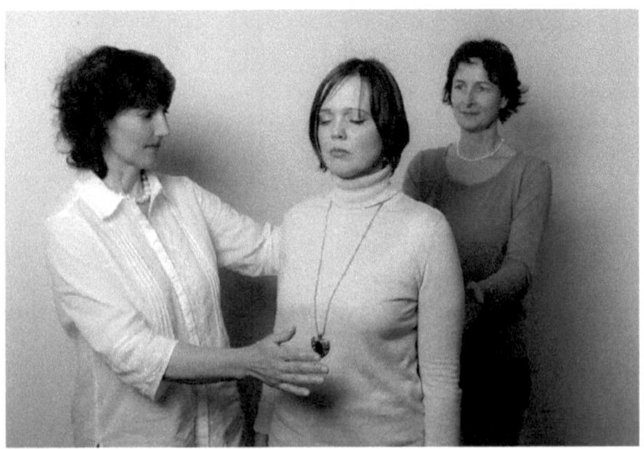

Fernbehandlung

Grundsätzlich können alle Behandlungen auch als Fernbehandlungen gegeben werden. Immer, wenn es dir nicht möglich ist, direkt an jemandem die Quantenheilung der Geisteskräfte anzuwenden, kannst du es ganz einfach auch auf Abstand tun. Die Entfernung spielt keine Rolle. Du bist in jedem Moment mit allen und allem verbunden. **Folgendes gilt es zu beachten:** Da auch bei der Fernanwendung mit Reaktionen zu rechnen ist, sollte ein gemeinsamer Termin abgesprochen werden. Weise auf eventuelle Reaktionen hin. Während der Anwendung solltest du keinerlei Tätigkeiten ausüben, die Aufmerksamkeit erfordern, zum Beispiel Autofahren, Berufstätigkeit und ähnliches, um jegliches Risiko auszuschließen. Es ist am besten, wenn der andere sich währenddessen hinsetzt oder hinlegt. Manchmal ist es nicht möglich, einen Termin zu vereinbaren, zum Beispiel in Notfällen (Unfall, Naturkatastrophen, schwere, plötzliche gesundheitliche Beeinträchtigung usw.) oder wenn der andere dazu nicht in der Lage ist (Koma, geistige Behinderung, Babys, Tiere, Pflanzen usw.). Je nach der entsprechenden Situation sprichst du entweder die Anwendung mit den betreuenden Personen ab oder du beginnst direkt mit der Anwendung.

Du kannst vorher einige Minuten lang die Atemübung machen. Dann gehst du in die Christussäule, indem du deine Aufmerksamkeit in beide Hände gleichzeitig richtest. Du stellst dich jetzt für das höchste Beste des anderen ein: »ALLES WAS IST, unterstützt dich, ICH BIN zu sein.«

Dann denkst oder sprichst du deine Intention, beziehungsweise deine Affirmation(en), aus und bleibst in der Christussäule. Deine Aufmerksamkeit bleibt in deinen Händen, und du lässt alles weitere geschehen. Du bleibst solange in deiner Beobachtung und Wahrnehmung, bis du spürst, dass die Anwendung abgeschlossen ist. Das können einige Minuten sein oder auch eine Stunde oder länger. So kannst du alle bisher beschriebenen Anwendungen auf Distanz benutzen und sie auf Gruppen oder sogar auf die gesamte Erde ausweiten.

Eine Hilfe können auch sogenannte »Surrogate« sein, wie zum Beispiel ein Plüschtier oder jeder beliebige Gegenstand. Dieser repräsentiert die andere Person. Durch das Surrogat ist es manchmal einfacher, in der Aufmerksamkeit und Beobachtung zu bleiben. Du kannst deine Hände direkt auf oder über dem Plüschtier halten und so tun, als ob du die andere Person in den Händen hättest. Diese wird oft ähnliche Reaktionen zeigen, als ob du sie direkt vor dir hättest.

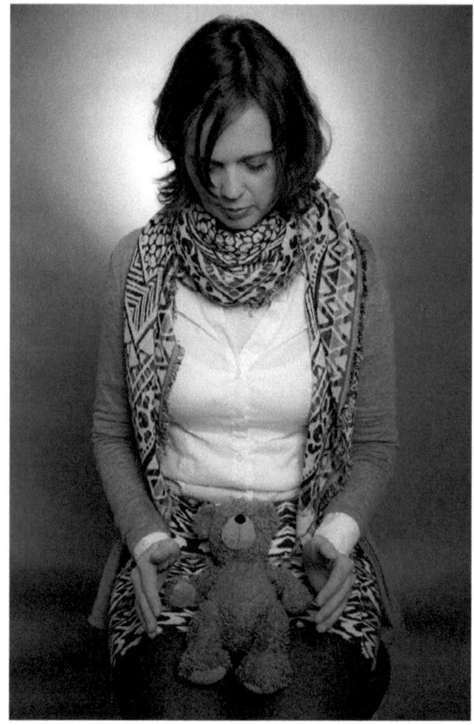

Beispiel für eine Fernbehandlung mit Surrogat

Der Heilungsprozess und Reaktionen bei den Anwendungen

Wenn sich in der Arbeit mit den Geisteskräften Reaktionen in Form von Kribbeln, Zittern, Wärme, Kälte, Müdigkeit und ähnlichem zeigen, beobachte sie und bewerte sie nicht. Es sind meistens Reaktionen, die sehr schnell vorübergehen.

Das betreffende Organ oder die betreffende Körperregion wird wieder zum Leben erweckt, und der Körper reagiert. Das alles geschieht völlig automatisch, die göttliche Intelligenz leitet die erforderliche Energie in die bisher disharmonischen oder belasteten Gebiete. Wenn du dich zum Beispiel in den Finger geschnitten hast und er heilt, gibt es auch gewisse Reaktionen. Vielleicht bemerkst du erst ein Pochen, gefolgt von einem Kribbeln oder Jucken. Das Leben strömt wieder in dieses Gebiet hinein. Wenn es sich jedoch um eine etwas stärkere oder längere Disharmonie handelt, kann die Wiederbelebung als Schmerz oder sogar als Bedrohung empfunden werden. Diese Reaktionen können sich zeigen, müssen sich aber nicht zeigen. Oftmals stellt sich ein Wohlgefühl und ein innerer Friede ein.

Es gibt Spontanheilungen, die innerhalb von zwei bis drei Tagen abgeschlossen sind; oft ist Heilung jedoch ein Prozess, der sich über einen gewissen Zeitraum erstrecken kann. Du lockerst mit den Anwendungen uralte, verhärtete Strukturen und Muster. Zellveränderungen finden statt und Zellinformationen werden ausgeschwemmt. Informationen, die an alte Muster gekoppelt sind, werden herausgezogen. Es kann beim einen oder anderen wie eine Entgiftung vonstatten gehen. Es ist ein geistig-körperlicher Prozess; unterstütze ihn, indem du viel Wasser trinkst. Du hast keine Vorstellung davon, was Wasser alles leisten kann. Informiere das Wasser, das ein göttliches Gut ist, vorher. Nimm das Glas Wasser zwischen beide Hände, schließe die Augen und bitte, dass es seine Arbeit als göttlicher Ordner verrichtet.

Unser Anliegen ist es, dich lichtumhüllt und geborgen wie in Gottes Hand über deinen Weg zu tragen. Hab Vertrauen, dass deine Knochen und Organe sich schneller reinigen können als bisher. Belastende Muster werden in

Erkenntnis transformiert. Dies ist ein Prozess, der sich im Körper abspielt, und dementsprechend können sich Reaktionen zeigen.

Reaktionen bei Klienten

Es kann bei und nach den Anwendungen zu Reaktionen kommen. Es sollte vor der Anwendung darauf hingewiesen werden, um diesbezügliche Ängste zu nehmen. Diese Reaktionen treten manchmal spontan auf oder zeigen sich Stunden oder Tage später. Sie sind in ihrer Intensität und Dauer nicht vorhersagbar. Viele Menschen spüren Hitze oder Kälte, Kribbeln in den Händen oder im ganzen Körper. Manche fühlen sich elektrisiert und bemerken eine Art Strom in ihrem Körper. Oft gibt es ein Gespür von alten Verletzungen oder »Wehwehchen«, als ob diese Stellen neu belebt werden. Sogar Schmerzen können sich kurzzeitig bemerkbar machen. Meistens sind auch von den Bauchorganen Geräusche wahrnehmbar. Häufig treten Muskelzuckungen auf, und die Augenlider flimmern oder die Augen bewegen sich unter geschlossenen Lidern hin und her. Gefühle einer angenehmen Schwere und Entspannung können auftreten, oder jemand fühlt sich von Energie aufgeladen. Vielfach finden auch emotionale Entladungen statt. Emotionen sind in unserem Körper, in unseren Zellen gespeichert. Wenn sich alte Muster und Programmierungen ablösen, reagiert folglich unser Körper. Dies kann mit Müdigkeit, Zittern, Zucken, Weinen und so weiter einhergehen.

Eine ältere Dame hatte eine Woche lang kaum geschlafen und gegessen. Sie hatte ihr Dach neu decken lassen. Leider gab es eine undichte Stelle, aber der Handwerker stritt seine Verantwortung dafür ab. Sie wusste nicht, wie sie ihr Recht geltend machen konnte, und fühlte sich verzweifelt und überfordert. Nach der Behandlung, bei der sie in der Christussäule gehalten wurde, fühlte sie sich sofort erleichtert. Sie sagte, dass sie zwar noch an die Situation denken würde, aber dass sie nicht mehr emotional belastet wäre. Sie würde einen unabhängigen Experten zur Klärung des Sachverhaltes einschalten.

Oft wird über die Wahrnehmung von Licht, Farben, himmlischer Musik und Gerüchen oder über einen Zustand vollkommenen SEINS berichtet. Auch neigen manche Menschen dazu, in Schlaf zu fallen. Häufig hat das jedoch nichts mit dem gewohnten Schlaf zu tun, sondern die betreffende Person befindet sich in einem klaren und rezeptiven Zustand, während der Körper »schläft«. Manchmal wird berichtet, dass der Körper verlassen wird und die betreffende Person sich dabei in einem wohligen Zustand befindet.

> »Ich hatte etwas Komisches, deshalb musste ich aufstehen. Damit hatte ich nicht gerechnet. Mit körperlichen Regelungen hatte ich gerechnet, dass ich jedoch auf einmal über mir war, ich war gar nicht mehr in meinem Körper, das fand ich ganz merkwürdig. Ich habe darüber wenig gelesen, ich merke immer nur, dass die Sachen trotzdem passieren, auch wenn ich das Wissen nicht darüber habe.« (Eine Seminarteilnehmerin)

Frauen berichten vor allem nach den Anwendungen der Affirmationen für die Geisteskraft des Lebens über Reaktionen in der Gebärmutter und in Eierstöcken und Brüsten. Es können spontane Eisprünge stattfinden, oder die Menstrution ist stärker oder länger als gewöhnlich. Seltsamerweise kann auch bei älteren Frauen jenseits der Menopause ein Ziehen in den Brüsten auftreten, oder sie haben ein Gefühl, als ob der Eisprung stattfinden würde. Nach Anwendungen von Affirmationen für die Geisteskraft der Ausscheidung kann Durchfall auftreten.

Diese Liste lässt sich beliebig erweitern, da die Reaktionen so unterschiedlich wie die Menschen selbst sind. Wichtig ist, die Reaktionen zu respektieren, da sie eine Neuregelung anzeigen. Sie sind genau wie die Heilung ein Effekt, den wir geschehen lassen. Wir greifen nicht in diesen Prozess ein, sondern geben ihm Raum und einen geschützten Rahmen, in dem der Klient völlig er selbst SEIN kann.

Reaktionen bei Anwendern

Bei den Anwendern wird die Christusenergie häufig als Kribbeln, Hitze, Kälte, Elektrizität oder als Puls wahrgenommen. Manchmal tritt ein Hin- und Herschwanken auf. Häufig tauchen Bilder, Licht, Wörter oder Farben auf. All dies wird nicht interpretiert, sondern in der Regel nur wahrgenommen. Selten kann ein Gefühl der Müdigkeit auftreten. Häufiger wird von einem wohligen, energiegeladenen Zustand berichtet. Manchmal bauen sich »Energiewellen« über Stunden oder sogar Tage auf, bis sie ihre größte Intensität erreicht haben und den gesamten Körper überfluten.

Zufälle gibt es nicht!

Ja, du bist ja lustig, machst du dich etwa über uns lustig? Meine Güte, wie würde dein Leben denn ohne Zufälle aussehen? Täglich stehen zig Engel um dich herum und werfen dir Dinge, wie zum Beispiel Einfälle zu. Zufällig hattest du einen Einfall, wo glaubst du, kommt der her?

Stell dir vor, Gott steht vor dir und wirft dir ein kleines Paket zu, das ist dann ein Zufall. Und zufällig ist dieses Paket eine Nachricht, die du zufällig liest, und zufällig ist das eine Adresse, die dich zu irgendetwas führt.

Der Zufall hat es wieder einmal möglich gemacht. Natürlich, es wäre ja furchtbar, wenn es keine Zufälle gäbe! Also lösche diese Annahme aus deinem Gehirn! Jeden Tag fällt dir viel zu, auch wenn es nur ein Einfall ist! Dein Leben besteht aus Zufällen!

Der ganze Tag ist ein Zufall, jeder Gedanke ist ein Zufall, jeder Glücksgriff ist ein Zufall – glaube mir, Gott und wir Engel nutzen jede Möglichkeit, um dir etwas zufallen zu lassen.

Und zufällig hast du gerade dieses Buch in der Hand. So ein Zufall aber auch!

Auch du bist ein Medium

Du kennst unsere Medien, sie sind Vermittler von Informationen und werden auf verschieden Ebenen benutzt. Die meisten Medien sind audiovisuell, bekannt als Fernseher, Bücher, Zeitschriften, Internet und Radio. Du hast jedoch auch dir weniger bewusste Medien, die nicht nur die Kanäle deiner Augen und Ohren benutzen, sondern auch dein Riechen, Schmecken und Fühlen »ansprechen«. Medien zur Vermittlung von Informationen über deinen Sinneskanal des Riechens sind zum Beispiel kosmetische Produkte, Parfums und Körperpflegemittel, aber auch alle Gerüche von jeglichen Substanzen. Immer, wenn du in Kontakt mit diesen Dingen bist, nimmst du die in ihnen enthaltenen Informationen über deinen Kanal des Riechens auf.

Du benutzt auch den Sinneskanal des Schmeckens, um die entsprechenden Informationen aufzunehmen. Dein Körper identifiziert sofort die Informationen in der aufgenommenen Nahrung. Je nach der Art und Qualität der Informationen wird die Nahrung im Körper verwertet. Der subtilste, aber sehr wirkungsvolle Kanal ist dein Fühlen. Über deinen Körper »erfasst« du Dinge, Situationen und Substanzen. Dein Körper ist als Ganzes ein Medium, das sowohl Informationen aufnimmt als auch in verschiedenen Formen aussendet.

Ein Mittel, um diesen Kanal zu benutzen, ist zum Beispiel deine Kleidung. Dein Körper erfasst sowohl die Informationen der Materialien als auch die der Form und Farbe. Alle diese Medien kannst du zu deinem Wohl oder zu deinem »Weh« benutzen. Du kannst dich zum Beispiel in unbequeme Kleidung zwängen oder tragen, was zu dir passt. Du kannst zu deinen Ungunsten manipulierte Stoffe zu dir nehmen oder leckeres, gut zubereitetes Essen verzehren. Du kannst dir angsterzeugende Nachrichten oder Filme im Fernsehen anschauen oder wunderschöne Naturfilme betrachten. Du kannst dir wohltuende Musik oder Nachrichten anhören, oder du kannst dich mit Schreckensnachrichten überfluten lassen. Du fütterst dich ständig auf allen Sinneskanälen mit Informationen. Hast du diese einmal aufgenommen, entfalten sie ihren Einfluss in dir.

Alle Stoffe, denen du ausgesetzt bist oder die du zu dir nimmst, enthalten Wirkstoffe und vermitteln dir Informationen. In der Wissenschaft wurde bisher die Aufmerksamkeit auf die Wirkstoffe der jeweiligen Substanz gerichtet, weil die Informationen in den Substanzen verschlüsselt und nicht offensichtlich sind. Viele neuere Untersuchungen beschäftigen sich jedoch heutzutage mit den Informationen. Sie sind in den Substanzen in Form von Vibrationen enthalten, und jede Vibration verursacht Wirkungen in dir. Ein bekannter Wissenschaftler auf diesem Gebiet ist Fritz-Albert Popp, der bahnbrechende Untersuchungen über das Licht in der Nahrung (Biophotonen) getätigt hat.

Deine Augen, Ohren, Nase, Mund, Hände und dein gesamter Körper bilden dein Medium. Du bist ein Medium. Deine Sinne sind Antennen und nehmen Informationen auf, die deinem Glauben, deiner Kultur, deinen Überzeugungen, deinem Willen, deiner Prägung und Wahrnehmung entsprechend gefiltert werden. Du kannst deine Antennen auf verschiedene Kanäle einstellen und sowohl von Menschen gemachte als auch von Gott geschaffene Informationen aufnehmen. Das Einstellen auf die verschiedenen Kanäle geschieht durch dein Bewusstsein, es richtet dich auf die verschiedenen Frequenzen aus.

Zugleich sind deine Sinne auch Sender, du sendest Signale aus, die alle Wesen um dich herum empfangen. Aber auch du selbst empfängst deine eigenen Signale, und dein Körper reagiert und organisiert sich sofort aufgrund deiner Signale. Dein Wort nimmt hier eine zentrale Stellung ein, da du damit bewusst Botschaften übermittelst. Dein Wort kanalisiert die Schöpferkraft in dir, dein Wort richtet dich. Du richtest dich an jemanden und du richtest dich aus. Dein Wort gibt die Richtung an. Dein Wort bestimmt deinen Körper und den Körper anderer. Dein Körper nimmt dich wortwörtlich, er muss es »schlucken«, wenn dein Wille und dein Glaube die Absegnung zu deinem Wort gegeben haben. Wenn deine Anweisung von oben, das heißt von den im Kopf angesiedelten Geisteskräften ergangen ist, muss dein Körper gehorchen.

Er hört dein Wort, Millionen Zellen hören dein Wort. Du solltest dich daher in acht nehmen, was du über dich und andere aussagst. Achte dich selbst.

Eine große Bitte: Wende dich ab, wenn Worte dir Angst machen. Kehre dich in dich und sammele deine Kräfte. Angst ist immer ein sicheres Zeichen, dass die Informationen nicht göttlichen Ursprungs sind. Gott will immer das Höchste und Beste für uns, er will uns logischerweise nicht als ängstliche Wesen auf unserer schönen Erde herumlaufen sehen. Mache darum auch weder dir selbst noch deinen Mitmenschen durch deine Worte Angst, sondern halte dich von der Verbreitung und dem Empfangen von angstmachenden Botschaften fern. Du richtest sonst in dir und bei anderen Schaden an.

Dein Wort verbindet dich mit allen anderen Wesen und mit dir. Dein Wort entscheidet über die Qualität, die Stärke und die Schwingung dieser Verbindung. Dein liebevolles und erhebendes Wort ist in der göttlichen Schwingung und befreit dich und andere gleichermaßen. Dein liebevolles und befreites Wort ist Heilung, verbreitet Heilung und bringt Heilung hervor. Dein Wort hat Schöpferkraft, verwende es daher mit Aufmerksamkeit, Achtsamkeit und Liebe.

In der Quantenheilung der Geisteskräfte richtest du dich auf die göttliche Frequenz aus, du empfängst dich selbst, du nimmst dich an. Du richtest dich immer wieder auf das Göttliche in dir, du lauschst und spürst, was du in dir wahrnimmst. Du findest dich selbst, wenn du jenseits der Schleier deiner Programmierungen schaust und dich jenseits deiner unablässigen Gedanken begibst.

Übungen dazu findest du in dem Kapitel »Wege in einen bewussten Seinszustand«.

»Jeder Mensch ist dazu bestimmt, zu leuchten.
Unsere tiefste Angst ist nicht, dass wir unzulänglich sind.
Unsere tiefste Angst ist, dass wir unermesslich machtvoll sind.
Es ist unser Licht, was wir fürchten, nicht unsere Dunkelheit.
Wir fragen uns: Wer bin ich eigentlich,
mich leuchtend, begnadet, brillant, phantastisch zu nennen?
Wer bist du denn, es nicht zu sein?
Du bist ein Kind Gottes.
Wenn du dich selbst klein hältst, dient das der Welt nicht.
Es hat nichts mit Erleuchtung zu tun, wenn du dich klein machst,
damit andere um dich herum sich nicht verunsichert fühlen.
Wir wurden geboren, um die Herrlichkeit Gottes zu verwirklichen, der in uns ist.
Sie ist nicht nur in einigen von uns, sie ist in jedem Menschen.
Und wenn wir unser eigenes Licht erstrahlen lassen, geben wir anderen Menschen die Erlaubnis, dasselbe zu tun.
Wenn wir uns von unserer eigenen Angst befreit haben, wird unsere Gegenwart ohne unser Zutun andere befreien.«

Auszug aus der Antrittsrede von Nelson Mandela 1994
(nach Marianne Williamson)

Sesam öffne dich! Wege in einen bewussten SEINSzustand

Altarübung

Diese Übung solltest du niemals beim Autofahren oder anderen Tätigkeiten machen, bei denen du dich konzentrieren musst.

Sorge dafür, dass du ungestört bist, mache es dir bequem und bleibe mit deiner Aufmerksamkeit bei deinem Körper. Welche Position hast du eingenommen? Kannst du eine noch angenehmere Position finden? Welche Körperstellen fühlen sich wohlig und warm an, und wo spürst du eventuell noch Spannungen? Wie ist die Raumtemperatur, und kannst du vielleicht Gerüche wahrnehmen? Welche Geräusche gibt es in deiner Umgebung? Wie ist der Geschmack in deinem Mund? Jedes Detail vertieft die Konzentration auf dich selbst, so dass du deinen Körper mehr und mehr entspannen kannst. Achte jetzt auf deinen natürlichen Atemrhythmus, dieses sanfte Heben und Senken.

Mit jeder Ein- und Ausatmung fühlst du dich wohliger, und du spürst, welche Körperteile in deinem Atemrhythmus bewegt werden. Und während du in deiner angenehmen Position verweilst, stellst du dir vor, oben auf einer Treppe mit zehn Stufen zu stehen. Diese Treppe führt dich an einen wunderbaren Ort, wo du vielleicht schon einmal gewesen bist. Du gehst auf die neunte Stufe und atmest in deinem schön entspannten Rhythmus weiter. Du gehst weiter auf die achte, auf die siebte Stufe und kommst deinem Ort immer näher. Dein Körper wird sanft durch den Atem bewegt. Du gehst jetzt die sechste und fünfte Stufe hinab, du siehst deinen wunderbaren Ort schon deutlicher vor dir. Du lässt die vierte, die dritte und die zweite Stufe hinter dir und und ein wunderschönes Panaroma eröffnet sich vor dir. Du nimmst die letzte Stufe und bist an deinem besonderen, friedvollen und schönen Platz. Ein Platz, wo niemand und nichts dich stört. Hier fühlst du dich wohl, du bist ganz im Einklang mit dir, und du kannst vollkommen du selbst sein. Du fühlst, dass dieser Platz ein geschützter Ort ist.

Du kannst diesen Platz jetzt erkunden, schau dich um, welche Formen, Farben, welche Dinge du wahrnimmst. Vielleicht erregen manche Dinge deine besondere Aufmerksamkeit. Wie sind die Lichtverhältnisse hier? Wie bewegst du dich fort? Gehst du dort, schwebst, liegst oder sitzt du dort? Wo ist dieser Platz gelegen, ist er in der Natur, in einem Gebäude oder irgendwo anders? Wie ist die Atmosphäre hier? Achte auf die Geräusche, Gerüche und andere Wahrnehmungen. Es ist dein ureigener Platz, und du nimmst die positiven Gefühle, die von diesem Platz ausgehen, bewusst in dich auf. Während du all diese Eindrücke wahrnimmst, wird deine Aufmerksamkeit auf eine markante Stelle gerichtet. Während du näherkommst, wirst du von einem besonderen, angenehmen Gefühl durchströmt. Du kennst dieses Gefühl vielleicht von besonderen Momenten in deinem Leben, wo du dich mit dir und mit allem verbunden gefühlt hast, und du bist sehr ergriffen davon. Diese Stelle hat eine Vibration, die stark in deinem Körper anklingt.

Hier ist für dich ein Heiligtum errichtet. Es ist dein persönlicher Altar, der sich jetzt vor deinen Augen auftut. Vielleicht sieht er aus, wie es in Kirchen üblich ist, vielleicht ist er aber auch aus Naturmaterialien, Blumen, Glas oder was auch immer gefertigt. Die Größe kann variieren. Er entspricht vollkommen deinem persönlichen Geschmack, und du spürst, dass du hier dein tiefstes Inneres bloßlegen kannst. Dieser Altar präsentiert die offenen Hände Gottes, in die du jegliche Belastung, jegliche Not, jegliche Angst, jegliches Leid legen kannst. Dieser Altar empfängt alle Belastungen. Liebevoll werden sie transformiert und in die göttliche Ordnung gerückt. Hier kommt Licht in jegliche deiner Nöte. Vielleicht verändert sich dein Altar im Laufe der Zeit, oder du willst ihm eine andere Gestalt geben. Er ist immer genau so, wie er am besten zu dir passt. Hier hilft dir die geistige Welt, dich von deinen

Ängsten und Nöten zu entlasten, dich davon zu befreien. Die Ängste sind Gedankenformen, die deine Belastungen für dich schwerer machen. Du brauchst sie nicht alleine zu tragen, gib sie im vollsten Vertrauen an Gott und die Engel ab..

Mache dir nun deine Ängste und Belastungen bewusst und lege sie in den Altar. Bitte je nach deinem Glauben die geistige Welt, die Engel oder Gott darum, dass die Ängste und Belastungen vollkommen gelöst werden, dass du vollkommen befreit bist. Falls die gleichen Ängste wiederholt auftauchen, kannst du das so oft wiederholen, wie du magst. Diese Übung ist nicht an feste Zeiten gebunden, du kannst sie täglich, sogar mehrmals täglich und in allen Notzeiten machen. Am Anfang erscheint dir die Liste deiner Ängste vielleicht sehr lang, verzage nicht und gib sie vertrauensvoll in deinen Altar ab. Während du loslässt, spürst du, dass dein Geist und dein Körper immer leichter und leichter werden. Schaue, wie die Ängste im Altar verschwinden, sich sozusagen immer mehr auflösen. Vielleicht siehst du ab und zu einen Lichtschimmer oder Licht in deinem Altar, worin sich alles Losgelassene auflöst. Dein Puls und dein Hautwiderstand haben sich verändert, und deine Muskelspannung reagiert auf das Abgeben der Belastungen. Positive Veränderungen können sich einstellen, und du bist offen dafür. Danke der geistigen Welt für ihre Hilfe und sei gewiss, dass dies kein Spiel ist, sondern ein heiliger Akt, da du spürbar mehr und mehr deine belastenden Strukturen loslässt. Du kannst jederzeit durch einen einfachen Gedanken oder durch eine Vorstellung an deinen wunderbaren Ort oder an deinen Altar zurückkehren und all deine Ängste und Nöte dort abgeben.

Nachdem du merkst, dass du diese Übung beenden willst, nimmst du Abschied von deinem Altar und deinem wunderbaren Ort, siehst wieder die Treppe und beginnst sie hinaufzusteigen. Du nimmst die erste, zweite, dritte Stufe und du fühlst dich geistig und körperlich gut. Mit der vierten und fünften Stufe spürst du wieder bewusst deine Atmung. Nun gehst du die sechste und siebte Stufe hinauf. Du bist voll mit Energie und wach. Jetzt steigst du die achte und die neunte Stufe empor, die normale Umgebung wird wieder deutlich wahrnehmbar, und bei der zehnten Stufe öffnest du deine Augen. Du bist klar, wach und leistungsfähig. Du streckst und reckst dich ein wenig und nimmst dir noch ein paar Minuten Zeit, um dich wieder an deine Umgebung zu gewöhnen.

Es gibt viele verschiedene Möglichkeiten, um das Bewusstsein auszuweiten und in Verbindung mit allem, was ist, zu sein. Dieser Zustand des Ich Bin lässt sich mit dieser Übung stets schneller hervorrufen und löst häufig angenehme Gefühle aus. Für die Anwendungen in der Quantenheilung benutzt du genau diesen Zustand. Um ihn zu erfahren, wählst du aus den angeführten Beispielen jeweils dasjenige aus, welches dich am meisten anspricht. Alle Beispiele haben eines gemeinsam: Du beobachtest dich ohne Wertung und Beurteilung. Du nimmst einfach nur wahr und lässt geschehen.

Herzmeditation

Übung

Setze oder lege dich mit aufgerichteter beziehungsweise gerader Wirbelsäule hin. Schließe deine Augen und beobachte deinen Atem einige Minuten lang. Spüre in deinen Körper hinein und nimm wahr, wie du liegst oder sitzt. Nimm nacheinander einmal alle Körperteile bewusst wahr, von Kopf bis Fuß. Lass dir Zeit dafür.

Richte nun deine Aufmerksamkeit auf deine Position und spüre dich in deine Haltung hinein. Wie sitzt du auf dem Stuhl oder auf dem Kissen? Wie fühlt sich das für dich an? Wie könntest du noch angenehmer sitzen oder liegen? Spüre sanft in dich hinein und lasse deinen Atem frei und entspannt fließen. Beobachte den Fluss des Atems in deinem Körper. Gibt es Körperregionen, in denen du deinen Atem besser wahrnimmst als in anderen? Beobachte deinen Atem und überprüfe dabei hin und wieder deine Wahrnehmungen im Körper. Wie fühlen sich zum Beispiel deine Füße oder deine Beine an? Sind deine Schultern locker? Dabei bist du dir bewusst, dass du göttliche Energie aus der unerschöpflichen Quelle ein- und ausatmest. Du atmest die reine Liebesenergie.

Nach einigen Minuten richtest du deine Aufmerksamkeit auf die Mitte deines Brustbeins. Hier ist die bedingungslose Liebe in deinem Körper verankert. Spüre, wie sich deine Brust im Atemrhythmus hebt und senkt und du dich mehr und mehr mit der Lebensenergie füllst. Auch dein Bauch und deine Flanken bewegen sich locker im Wechsel der Ein- und Ausatmung. Achte darauf, in welchen Körperregionen du die sanften durch deinen Atem verursachten Bewegungen wahrnehmen kannst. Nach einer Weile richtest du deine Aufmerksamkeit auf dein Herz. Nimm dir Zeit, um deinen Herzschlag zu erspüren und ihm zu lauschen. Spüre dein Herz. Es ist der Puls des Lebens, der dein ganzes SEIN durchdringt.

Nimm jetzt die Grenzen deines physischen Körpers im Brustbereich wahr. Wo endet dein physischer Körper und wo beginnt der Raum um dich herum? Kannst du eine deutliche Grenze wahrnehmen oder gibt es für dich keine deutliche Trennung? Gibt es einen Unterschied in deinem Gespür der Körpervorderseite oder der Rückseite? Wie fühlt sich der Raum um dich herum an? Ist er eng oder weit, ist dort eine Art Stille, oder ist es eher unruhig? Spürst du Bewegung in diesem Raum? Wenn ja, welche? Wenn nein, was gibt es dort zu spüren? Nimm dir Zeit für deine Wahrnehmungen.

Du kannst auch sanft im Wechsel einmal deine Aufmerksamkeit auf deinen Brustbereich lenken und einmal auf den Raum um dich herum. Du erkundest, wie groß du den Raum um dich herum wahrnimmst. Lass dir Zeit dafür. Vielleicht ist dieser Raum um dich herum jetzt schon sehr groß, wenn nicht, kannst du ihn mit deinem Bewusstsein ausdehnen. Du schwebst mit deinem Bewusstsein über dir und dehnst den Raum immer weiter aus; auf den Ort, an dem du dich befindest, auf das Gebiet oder die Region, in der du bist, auf das Land, auf den Kontinent, danach auf die ganze Erde. Du schwebst immer weiter in die Höhe und siehst unter dir die Erde immer kleiner werden. Dein Puls des Lebens, dein Herzschlag durchdringt alles, was du unter dir und um dich herum wahrnimmst. Die Erdkugel hat jetzt aus deiner Sicht die Größe eines Balles, den du bequem in deine Hände nehmen kannst. Du streckst deine Hände aus, nimmst liebevoll die Erdkugel in deine Hände und hältst sie an deine Brust. Du spürst den Herzschlag der Erde. Eure Herzen berühren einander. Eure Herzen schlagen im gleichen Rhythmus. Und dieser Rhythmus durchdringt den gesamten Kosmos. Dein Puls ist im Einklang mit allem Leben. ALLES WAS IST hat sich aus der reinen Liebe heraus manifestiert. Du trägst diese Liebe in dir, und dein Herz strahlt diese Liebe in die gesamte Schöpfung aus.

Verweile nun noch so lange, wie du magst, in der Wahrnehmung deiner Herzenergie. Du setzt die Erdkugel wieder an ihren Platz zurück, und du schwebst wieder auf die Erde zurück, auf deinen Kontinent, in dein Land, in deinen Ort, in den Raum, in dem du dich befindest. Du spürst wieder den Stuhl, das Kissen oder die Unterlage unter dir und nimmst noch einige tiefe Atemzüge, bevor du die Augen wieder öffnest und diese Meditation beendest.

Latihan – bewegt werden

Latihan kommt aus dem Indonesischen und ist eine Meditation des »Nicht-Tuns«. Es ist eine Form des spontanen Yoga, wobei es keine vorgeschriebenen Haltungen oder Bewegungen gibt.

Vogel- oder Fischschwärme bewegen sich oft wie ein Körper und machen unerwartete Bewegungen, wie zum Beispiel einen abrupten Richtungswechsel. Diese Bewegung ist nicht vorherzusehen. So ähnlich verhält es sich auch beim Üben des Latihan, die Bewegungen sind nicht vorhersehbar. Sie sind genauso spontan wie die Lebensenergie selbst, die genau weiß, welche Teile des Körpers ihrer bedürfen. Im Fluss dieser Lebensenergie kann im Körper Verschiedenes sichtbar werden: ein Wiegen, Tanzen, Zähneklappern, Zucken, wie auf Wolken Schweben und jegliche Art von Bewegungen – du beobachtest es und lässt es geschehen. Du lässt dich bewegen.

Übung

Stelle dich mit schulterbreit gegrätschten Beinen hin. Lockere deine Knie und Schultern und gib deinem Nacken Bewegungsfreiheit. Nimm bewusst den Boden unter dir wahr. Ist er weich oder hart?

Befindet sich das Gewicht deines Körpers mehr auf dem hinteren oder auf dem vorderen Teil deiner Füße, oder ist es gleichmäßig verteilt? Spürst du deine Beine gleichmäßig lang?

Stelle dir einen Faden vor, der dich von dem höchsten Punkt deines Kopfes nach oben zieht. Wie spürst du dann deine Wirbelsäule, ist sie aufgerichtet oder neigt sie sich vielleicht nach rechts oder links oder mehr nach vorn oder hinten?

Verändere nichts, sondern bleibe in der Wahrnehmung deines Körpers. Beobachte, was du in dir und im Raum um dich herum spürst.

Nimm dir Zeit dafür, bleibe voll und ganz in der Wahrnehmung und tue nichts. Erspüre die subtilen Impulse der Lebensenergie in deinem Körper, die an einer oder sogar mehreren Stellen Bewegungen auslösen können.

Selbst in der scheinbaren Bewegungslosigkeit sind diese Impulse vorhanden. Sie können schwach oder stark sein. Öffne dich dafür und gib dich diesen Impulsen hin, egal, ob du sie in den Füßen, Händen oder am Rücken oder wo auch immer spürst. Oft beginnen sie in den Beinen, und es ist, als ob du hin und her schwanken würdest.

Lass es geschehen, lasse dich von der alles durchdringenden Lebensenergie bewegen. Vielleicht ist es langsam oder auch schnell. Steuere diese Bewegungen nicht durch deinen Willen.

Versuche auch nicht Bewegungen willentlich in Gang zu bringen, falls nichts geschieht, sondern bleibe in deiner Wahrnehmung.

Lass dich überraschen und erspüre, wie und wo dein Körper sich bewegen will. Vielleicht sind nur einzelne Körperteile betroffen, oder es entsteht eine Art Tanz, und dein ganzer Körper kommt in Fluss oder zuckt. Manchmal bist du von außen gesehen scheinbar bewegungslos, spürst aber in deinem Innern Bewegung.

Du gibst dich dem hin und merkst, wann es Zeit ist, diese Meditation zu beenden.

Gedanken beobachten

Wenn du deine Gedanken beobachtest, hast du innerlich einen Abstand zu dem, was du beobachtest. Es wird dir unweigerlich auffallen, dass es einen Unterschied zwischen dem Sehenden und dem Gesehenen gibt. Der Beobachter kann nicht das Gesehene sein. Wenn du zum Beispiel einen Stuhl betrachtest, ist dir deutlich, dass du nicht der Stuhl bist. Genauso bist auch du nicht dein Körper. Wenn du ihn jedoch beobachtest, merkst du, dass es jemanden gibt, der ihn beobachtet. Es stellen sich Fragen, wenn du anfängst, deine Gedanken zu beobachten: »Wer ist der Beobachter?« oder: »Wer bin ich?«

Am Ende dieser Übung kannst du dir selbst die Antworten darauf geben.

Übung

Setze oder lege dich bequem hin und schließe die Augen. Wie fühlst du dich? Spüre, wie du sitzt oder liegst und beobachte deine Atmung einige Minuten. Danach richtest du deine Aufmerksamkeit auf deine Gedanken. Bist du von Gedanken überflutet oder bemerkst du eher eine Ruhe oder Stille? Welcher Art sind deine Gedanken? Bleiben sie bei einem Thema, oder sind es ganz unterschiedliche Gedanken? Kannst du willentlich deinen Gedankenfluss stoppen, oder bleibt es ein Kommen und Gehen? Wo kommt der Gedankenstrom her? Bleibe während der ganzen Übung in deiner Wahrnehmung.

Nachdem du ungefähr drei bis fünf Minuten deine Gedanken aufmerksam beobachtet hast, stellst du dir innerlich eine bestimmte Frage und achtest darauf, was gleich im Anschluss an die Fragestellung in deinem Innern vor sich geht.

Die Frage lautet: »Wann kommt mein nächster Gedanke?«

Du bist aufmerksam und beobachtest, wann dein nächster Gedanke nach deiner Frage erscheint.

Was nimmst du wahr?

Was konntest du beobachten?

Gibt es vielleicht eine Pause, bevor der nächste Gedanke auftaucht?

Gibt es eine Art Lücke, bevor dein nächster Gedanke erscheint?

Wiederhole dieses Experiment drei Minuten lang, stelle dir ab und zu die Frage und lausche in deinem Innern. Du kannst die Frage auch verändern und zum Beispiel fragen:

»Was ist mein nächster Gedanke?« Oder: »Wo kommt der Gedankenstrom her?«

Und wieder beobachtest du, was du wahrnimmst, nachdem du die Frage gestellt hast.

Oft kannst du bemerken, dass du nach der Frage eine Lücke oder eine Pause in deinem Gedankenstrom hast oder dass für eine gewisse Zeit lang deine Gedanken völlig gestoppt sind und du Stille wahrgenommen hast. Nach dieser Lücke scheint dann der nächste Gedanke sozusagen aus dem »Nichts« aufzutauchen. Gedanken scheinen von nirgendwo her zu kommen und sich auch wieder im »Nichts« aufzulösen. Du beobachtest. Du bist nicht dein Gedanke, sondern du beobachtest ihn. Du bist dir deiner Gedanken bewusst.

Um dir dessen bewusst zu sein, musst du Bewusstsein Sein. Du selbst bist dieses Bewusstsein. Der Beobachter ist Bewusstsein.

Im Moment der Gedankenlücke bist du in deinem puren Gottesbewusstsein verankert. Du willst nicht mehr das weitere Geschehen kontrollieren, sondern du lässt geschehen. Jetzt erst können Dinge jenseits deiner bereits vorgefertigten Muster »erscheinen«, und du kannst sie durch deine aufmerksame Wahrnehmung empfangen. Du gibst dich hin.

Dieses Prinzip machst du dir in der Quantenheilung zunutze. Du denkst oder sprichst deine Intention oder deinen Herzenswunsch und beobachtest dann, was geschieht. Durch diese aufmerksame Wahrnehmung und Beobachtung kannst du deine Gedanken stoppen und in dein reines Bewusstsein eintauchen. Auch wenn diese Gedankenlücke nur kurz sein sollte, vielleicht nur eine Sekunde, lässt sie den Quantensprung zu, und die Veränderung in die gewünschte Richtung kann sich vollziehen. Du setzt die Quantenenergie mit deiner Intention in Gang und lässt den Rest geschehen. Du kannst üben, diese Gedankenlücke, diesen Quantenraum, diesen göttlichen Raum immer mehr auszuweiten, um die Zeiten der Stille zu verlängern, bis du diesen Zustand über Minuten oder länger halten kannst. Der Schlüssel dazu ist die aufmerksame Beobachtung. Falls sich in diesem Zustand wieder Gedanken zu Wort melden, ist das völlig in Ordnung. Du beobachtest sie, lässt sie vorüberziehen und beginnst das Spiel des Beobachtens und Wahrnehmens aufs Neue.

Den inneren Christus präsentieren lassen

Übung

Richte deine Aufmerksamkeit auf deinen inneren Christus. Du kannst ihn dir als einen Lichtball im Unterbauch vorstellen. Atme einige Male tief in deinen Bauch ein und aus. Stell dir vor, wie sich dein Christus bis über deine Körperbegrenzungen hinaus ausweitet. Um dich herum hat sich ein Raum gebildet, der sich bis auf eine Größe von zwanzig Metern Durchmesser oder mehr ausweiten kann. Du befindest dich in einer großen, leeren Blase. Die Außenhaut dieser Blase ist durchsichtig. Nur du bist hier, und um dich herum ist dieser Raum. Wenn du dir lieber etwas anderes vorstellen willst, kannst du zum Beispiel den gasgefüllten Raum eines Zeppelins visualisieren, der mit einer transparenten Außenhaut umgeben ist. Oder du stellst dir eine Turnhalle vor, in der es still ist und du ganz alleine bist. Auch hier kannst du durch die Wände nach draußen schauen. Spüre diesen Raum um dich herum.

Dieser Raum ist dein göttlicher Raum, hier bist du vollkommen und in perfekter Harmonie. Hier herrscht reines Wohlgefühl. Hier hat nur durch deine Erlaubnis etwas Zutritt, wie zum Beispiel eine schöne Musik oder eine Blumenwiese oder ein Duft. Hier gibst du eine Intention für

eine bestimmte Sache oder Situation, wie zum Beispiel einen Streit mit deinem Partner/deiner Partnerin. Diese Situation brauchst du nicht in allen Einzelheiten zu beschreiben, um die negative Energie dieser Situation nicht zu vergrößern. Du gibst nun diese beiden Personen, nur diese Situation nach außerhalb deiner Blase. Du kannst sie auch einmal nach außerhalb deiner Blase ausatmen. Du siehst sie außerhalb deiner Blase, und jetzt drehst du dich weg und wendest dich den Blumen oder der Musik zu, die in deinem Raum sind. Denn erst jetzt, wenn du losgelassen hast, kann das kosmische Bewusstsein in Form von Einsichten euer beider Heilung in Gang setzen.

Der Zauberspiegel

Hast du dich schon einmal gefragt, was passiert, wenn du zum Beispiel an das Wort »Pferd« denkst? In deinem Inneren tauchen Dinge auf, die du mit einem Pferd verbindest. Das sind deine Vorstellungen, die dasjenige präsentieren, an das du denkst. Sie werden »präsentiert«, sie kommen in dem Moment, wo du an »Pferd« denkst, zum Vorschein. Diese Bilder sind verknüpft mit Erinnerungen, die wiederum mit allen Informationen verbunden sind, die du über ein Pferd hast. Alles, was du je über ein Pferd gelesen, gehört, gesehen oder erlebt hast, projizierst du in dein Bewusstsein. Selbst wenn du den Auftrag bekommst, nicht an ein Pferd zu denken, wird eine Vorstellung, verbunden mit den dazugehörigen Erinnerungen, auftauchen. In deinem Bewusstsein kann nur das erscheinen, womit du dich in Gedanken verbindest. Wenn du also nicht an ein Pferd denken sollst, löst das Wort »Pferd« einen Suchprozess im Inneren aus, und dir erscheint ein Pferd. Es erscheint, weil du deine Aufmerksamkeit darauf gerichtet hast, selbst wenn du es in diesem Beispiel nicht wolltest oder solltest. Du hast einen Schöpferakt vollbracht, da du dich mit dem Energiefeld von dem Wort »Pferd« verbunden hast und diesem Feld zugleich durch diese Verbindung Energie zugefügt hast.

Dasselbe Prinzip wirkt in jedem Augenblick deines Denkens oder Sprechens, im positiven wie im negativen Sinne. Du rufst in dir nicht nur die Vorstellung hervor, sondern auch alle dazugehörigen Erinnerungen, Emotionen und Gefühle. All diese von dir hervorgerufenen Dinge sind mit Energie geladen, mit der du deine Schöpfungen materialisierst. Durch deine Gedanken speist du diese Energien auch in kollektive Energiefelder, und nun sind sie sogar anderen verfügbar, um ihre Schöpfungen zu realisieren. Ein weiteres Beispiel: Was taucht in dir auf, wenn du an das Wort »November« denkst? Entsprechend deiner eigenen Programmierung werden es schöne, belastende oder neutrale Dinge sein. Und so ist es mit jedem Wort; das Wort richtet dich aus. Das Wort weist die Richtung deines Weges an. Was möchtest du als Resultat deiner Schöpfung erhalten? Du kannst dich in jedem Augenblick bewusst entscheiden, welche Form du deiner Schöpfung geben willst, welche Energiefelder du nähren und an welche du dich anschließen willst.

Das höchste und reinste Energiefeld rufst du durch das Denken oder Sprechen der Wörter »Ich Bin« hervor. »Ich«, dieses Wort zeigt dir die Präsenz von »Ich« an. Da ist etwas. Und das »Ich« ist. Das »Ich« befindet sich im Zustand des Seins, was dir das Wort »bin« anzeigt. Beide Wörter zusammen drücken deinen Seinszustand aus. Du bist. Dieser Zustand ist die Urschöpfung, dein Bewusstsein in seiner reinsten Form. Hier gibt es keine Projektionen auf deinen Zauberspiegel, der dir nur ein Bild von der Wirklichkeit geben kann. Wenn du an das »Pferd« denkst, erhältst du nur ein Bild vom Pferd, nicht das Pferd selber. Der Zauberspiegel gibt dir nur ein verzerrtes Bild, etwas, was sozusagen schon vorgekaut ist. Es ist ein abgespeichertes Bild. Im Zauberspiegel siehst du nur den Schein, aber nicht die Quelle deines Lichtes. Du siehst ein Bild von dir oder des Objektes deiner Gedanken, einen Abglanz von dem, was wirklich ist.

Wenn du jedoch in dem Zustand des Ich Bin bist, befindest du dich im vollkommenen Bewusstsein, in dem jegliche Information enthalten ist, da du die materialisierte göttliche Liebe bist.Ich Bin ist dein göttlicher Zustand des reinen Gewahrseins, bevor dir deine Sinne etwas vorspiegeln. Ich Bin ist dein göttlicher Raum, der im reinen Licht erstrahlt. Du befindest dich darin in der reinen Wahrheit, umhüllt von der reinen Liebe. Hier gibt es kein Leid, da du dich in der Präsenz hältst. Dieser Raum ist dein göttlicher Raum, da nur die reine göttliche Präsenz in ihm besteht. Ich Bin ist die Vereinigung und Bestätigung des Göttlichen in dir. Wenn du die Vibration der Worte Ich Bin in dir in Resonanz gehen lässt und diese Vibration in dir spürst, hast du ein Gespür des Göttlichen in dir. Du bist auf der richtigen Spur. Dies birgt die Erleuchtung in sich, ICH BIN bringt die Erleuchtung zum Vorschein. Da du dann voll bewusst bist, gibt es keine Verzerrung. Dein Licht erscheint in allen Teilen gleichzeitig und vollzieht die Vereinigung in deinem Christuslicht. Du bist vollständig und vollkommen.

Den Rucksack ablegen

Bevor ich mit dem Hund wieder mal in den Deister losgezogen bin, hörte ich immer wieder: *Nimm dein Diktiergerät mit.* An dem Tag ging es mir nicht gut. Ich war weinerlich, ich fühlte mich traurig und hatte eigentlich keinen Grund dazu. Na gut, ich steckte das Gerät in die Tasche und vergaß es dort dann auch. Bei einem kleinen Anstieg hatte ich aber schon nach den ersten Metern das Gefühl, dass ich an einem Lederriemen einen Holzschlitten mit Steinen hinter mir herzog. Das Bild von der Last rief eine solch große Trauer in mir hervor, dass ich stehen blieb und weinte. Ich schaute nach dem Bild mit dem Schlitten hinter mir und spürte auch einen Rucksack auf meinem Rücken, gefüllt mit dikken, kantigen Steinen, die sich mir in den Rücken bohrten. Ich dachte: »Gott, warum geht es mir so schlecht, warum bin ich so traurig?« *Was ist denn, meine Liebe? Was ist denn los? Dein Joch ist leicht, warum versuchst du, all diese Last allein zu schleppen?* Ich blieb stehen und spürte, wie der Riemen sich auf meine Schultern senkte und setzte mich mit meiner Last auf einen Stein. Ich wusste, dass mir die geistige Welt zur Seite stand. *Ist es nicht schön, dass sie ihr Gerät mitgenommen hat? Hier können wir viel besser mit ihr arbeiten.* Mir war nicht nach Lachen zumute. Ich war wie ein grauer See, und meine Augen vergossen eimerweise Wasser.

Ich schloss die Augen und sah um mich herum gewaltige Berge, an denen merkwürdige Abstützungen waren. Diese Abstützungen wurden von Brettern gebildet, die in den Hang ragten. Auf ihnen befanden sich große Steinhaufen. Ich drehte mich um mich selbst und sah ein gewaltiges Gebirge, das dicht mit diesen Bretterkonstruktionen bestückt war. »Mein Gott, wenn die nicht halten, dann stürzen die Steine in die Tiefe«, dachte ich. Ich sah überall Menschen. Sie bearbeiteten die Steine und versuchten, sie die Berge hinabzutragen. Ich wusste, dass es ein aussichtsloses Unterfangen war. Kein Mensch würde es jemals schaffen, auch nur einen Haufen abzutragen. Ich hörte die Stimmen meiner geistigen Begleiter:

Nein, natürlich wird es nicht reichen, und das, was du siehst, ist die Last eines jeden. Jeder von euch versucht, seine Last allein zu bearbeiten. Erinnere dich, Jesus hat euch gesagt: »Dein Joch ist leicht«, und dem ist auch so. Ihr vergeudet Hunderte von Leben, Energie, Gedanken, Geld, Kraft und trennt euch von euren Partnern – nur, weil ihr wie verblendet versucht, euren eigenen Berg abzutragen.

Sie gingen voran und deuteten mir mit einem Wink, zu folgen. Ich schaute mir eine Holzkonstruktion genauer an und bemerkte, dass jede dieser Konstruktionen nur mit einem ganz kleinen Keil gesichert war. Wenn ich an einem Keil zog, dann löste sich die ganze Lawine, und darunter kamen Blumen, Geschenke oder ein gedeckter Tisch zum Vorschein, und es tat sich ein Paradies auf. Mich überwältigte Gänsehaut am ganzen Körper, und wieder kam eine Welle von Tränen in mir hoch.

Einer meiner geistigen Helfer sagte: *Das sind all die Geheimnisse, die wir euch in dieser Zeit vor Augen halten, damit ihr sie erkennt und eure Lehren daraus zieht. Das Leben soll nicht Last, nicht Leid sein, sondern Fülle, Einzigartigkeit und Glückseligkeit. All das liegt verborgen unter euren Lasten.*

Wir gingen weiter, mein Herz pochte in meiner Brust, die Tränen rollten, und ich dachte nur an meine Last, die ich immer noch zog. Meine geistigen Helfer gingen voraus, und ich hatte das Gefühl, als wäre die Last noch schwerer geworden. Große Trauer war in mir, und ich wollte den Lederriemen einfach durchtrennen und frei sein. Dann drehte sich einer von ihnen um und sagte: *Tu's doch!* Ich jammerte: »Aber wie denn, ich weiß nicht wie. Immer wenn ich versuche, ihn durchzuschneiden, dann ist er sofort wieder dran.« Ich setzte mich wieder hin, ich war erschöpft – nicht von der Arbeit, nein, von den Emotionen. Ich brauchte eine Pause. Sie begannen mit einer wundervollen Erklärung, und ich hoffe, dass jeder sie für sich deuten und übersetzen kann.

Jeder von euch, jeder einzelne Mensch hat das, was er zu lösen hat, direkt vor sich liegen. Es ist das kleinste Muster, dass gelöst werden muss. Erkenne und löse, was du selbst machen kannst, denn niemand bekommt ein unlösbares Muster mit auf den Weg. Wenn du dieses Muster löst und dein Leben dementsprechend veränderst, dann passiert genau das, was wir dir vorhin gezeigt haben. Der Keil löst sich, die ganze Last fällt mit tosendem Geräusch nicht ins Tal, nein, meine Liebe, sie fällt in Gottes Hand. Dort findet sie Transformation und dort findet sie Erlösung. Nicht nur die Last, sondern auch du. Zurück bleibt dein eigenes Paradies. Das sind deine Fähigkeiten, deine Berufung, deine uneingeschränkte Gabe zu lieben und deine Gabe anzunehmen, zu geben, zu erkennen und einzigartig zu sein. Einzigartig auf deinem Weg und einzigartig in allem, was du zu geben und zu bekommen hast.

Ich war kaum in der Lage, einen Schritt vor den anderen zu setzen. Ich spürte die Wahrheit, ertappte mich jedoch bei dem Gedanken: »Ja, die anderen schaffen das, aber ich doch nicht.« So trottete ich weiter hinter meinen Helfern her, und ich fiel weit zurück. Wir waren nicht auf gleicher Höhe. Sie zeigten mir damit, dass ich immer noch sehr langsam war und nicht wusste, was sie gemeint hatten. Ich nahm mir ein Herz und rief: »Wartet mal, bitte erzählt mir mehr.«

Es war schön zu sehen; sie kamen tanzend auf mich zu. Hier sei betont, dass unsere geistigen Helfer frohen Mutes sind, gut gelaunt, liebevoll und witzig, und sie tun alles, um uns aufzuheitern. Geistige Wesen sind keine ernsten Geschöpfe. Es findet ein immerwährender Tanz statt. Sie leben in Freude, und wenn sie sich auf uns einlassen, dann ist es für sie keine Arbeit, sondern es ist ihnen eine Freude zu helfen.

Sie kreisten mich ein und sie sagten: *Die Lösung dieses kleinen Rätsels ist nicht so schwer. Du und jeder andere wird es für sich allein lösen können.* Sie versprachen mir, mich zu unterstützen und zu belichten, damit ich die Lösung selbst fände. Es dämmerte mir, ansatzweise konnte ich den Grund meiner Lebenslast verstehen. Für mich war es immer sehr schwierig, dazu zu stehen, dass ich außerordentlich gläubig bin. Ich habe mich nie dazu bekennen mögen. Ich habe eine so innige Beziehung zur geistigen Welt, konnte sie aber nie ausdrücken. Ich hätte gern nicht so viele Umwege gemacht. Ich bin ganz sicher nicht geradeaus gegangen. Heute kann ich sagen, dass in mir eine große Transformation stattgefunden hat. Ich hatte Angst, meine Liebe zu zeigen. Ich hatte Angst, Gefühle zu zeigen, und vor allem hatte ich große Angst, zu meinem Glauben zu stehen.

In meinem beruflichen Werdegang spürte ich von Anfang an Beistand der geistigen Welt. Ich wurde geführt und bekam Erklärungen. Ich hatte das so verschlossen und wollte nicht zu den Menschen gehören, die als esoterische Spinner abgestempelt wurden. Das war meine größte Angst. Immer, wenn ich mich in kleinem Kreis anvertraute, waren die anderen fasziniert und erstaunt. Ich jedoch fühlte mich mit meinem vermeintlichen Halbwissen und meiner vermeintlich schlechten Intuition niedrig und klein. Alle hatten tolle Berufe, und ich war vielleicht für andere bewundernswert, aber das konnte ich nicht annehmen.

Als ich 45 Jahre alt wurde, begann mein Körper zu streiken. Ich bekam in immer kürzeren Abständen Beschwerden. Ich dachte: »Irgendwann kannst du körperlich nicht mehr arbeiten, und um Geld zu verdienen, musst du arbeiten.« Von dieser Angst konnte ich niemandem erzählen, und sie lähmte mich förmlich.

Ich war mir sicher, meinen Wert nur über die Arbeit zu bekommen. Ich konnte nachts nicht mehr schlafen und keinen Ausweg aus meiner Situation erkennen. Ich stellte mich jedoch immer noch taub und sagte mir: »Womit habe ich das nur verdient, ich Arme?« Mir war gleichzeitig klar, dass ich es mehr als verdient hatte. Ich hatte nicht nur mich und mein Leben verleugnet, sondern ich hatte alles verleugnet, was mich ausmachte. Ich dachte immer, ich wäre nicht gut genug. Bis heute ist es so, dass nur wenige Menschen wissen, wie ich arbeite. Ich hätte alles für die Beziehung zu Gott und zu der geistigen Welt gegeben, aber ich wollte, dass diese Beziehung für immer und ewig mein Geheimnis bliebe. Selbst als es dann anfing, dass ich klare Informationen und Texte, Bilder und Anweisungen aus der geistigen Welt bekam, wollte ich es weiterhin leugnen und verheimlichen. Deshalb wachte ich morgens oft in Panik auf. All diese Situationen wurden mir durch meine geistigen Helfer gespiegelt.

Einer von ihnen drehte sich um und sagte: *Na, geht dir ein Licht auf?* Natürlich tat es das. Mein ganzes Leben lang hatte ich mich selbst, meine Einzigartigkeit verleugnet, weil ich immer nach etwas gesucht hatte, was anscheinend nach außen respektabel war, damit ich mich selbst respektieren konnte. Die einzige, der ich mich öffnete, war meine Freundin, und Gott sei Dank war sie aus demselben Holz geschnitzt. Da brauchte ich keine Angst zu haben. All dies wurde mir klar. Mir wurde alles klar. Ich hatte immer nach etwas gesucht, um in unserer Gesellschaft akzeptiert zu sein.

Ich hatte entschieden, dass meine Art von Glaube nicht akzeptabel sei, und so hatte ich nach etwas gesucht, was ich nicht erfüllen konnte. Ich erkannte ganz deutlich, dass ich immer das verleugnet hatte, was Gott mir ganz persönlich geschenkt hatte: meinen göttlichen Funken und all das, was ich anderen Menschen zu geben habe. Ich habe so viel Liebe zu geben. Ich habe so viele Umwege gemacht. Ich habe keinen Beruf lange ausgeübt. Wenn ich doch nur einmal den Mut gehabt hätte, zu dem zu stehen, was Ich Bin und was ich glaube. In diesem Moment wurde mir klar, wie dumm und töricht ich mich verhalten hatte. Ich hatte mich immer beschwert, dass mein Leben so schwer wäre. Ich suchte immer nach Wegen, um aus meinem Leid herauszukommen. Ich betete: »Gott, bitte zeig mir den Weg, gib mir Licht, zeig mir, was ich tun soll.« Aber das, was er mir geschenkt hat, was mich einzigartig macht, das hatte ich mir verweigert.

Diese Bilder zogen an mir vorbei, und als ich mich umsah, lagen hinter mir viele, viele Steine, die sich aus meinem Rucksack gelöst hatten. In mir stieg eine große Freude hoch. Nun war ich bereit und wusste, dass ich mich trauen würde. Ich lief einige Minuten in Gedanken versunken weiter, und ich merkte, dass ich ein breites Grinsen aufgelegt hatte. Ich hatte das Gefühl, den Stein der Weisen gefunden zu haben, und sah kleine Lichtfunken regnen. Es regnete, und ich verstand, dass es segnete. Ich war mit der Wahrheit, Erkenntnis und Einfachheit der Erklärung des Satzes von Jesus: »Dein Joch ist leicht« gesegnet. Es ist jedoch nicht nur für mich eine Offenbarung. Während du das jetzt liest, öffne dein Herz. Öffne dein Herz und lass die Wahrheit in dich hinein.

Finde deine kleine Hürde, du wirst sie finden, denn sie ist offensichtlich, sie liegt vor dir. Ob es dein Partner ist, dem du immer alles recht machst und dich zurücknimmst, weil du nicht den Mut hast, für dich einzustehen. Ob du immer wieder Arbeiten zur Seite schiebst und sagst: »Ach, wenn ich Rentner bin, dann mach ich das, dann habe ich die Zeit dazu.« Das sind die Steine, die du dir selbst in den Weg legst. Jetzt ist die Zeit.

Lass den Fernseher aus. Lass deinen Haushalt ruhen und tue das, wonach dir der Sinn steht. Wenn dir die Mittel fehlen und du weißt nicht, wie du es schaffen sollst – es macht nichts, beginne, und die Tür wird sich öffnen, und du wirst alle Werkzeuge bekommen – fang an. Denn wenn du dein Muster erkennst, dieses: »Ach, aber, geht nicht, kann ich nicht, wenn mein Mann das wüsste, wenn meine Kinder aus dem Haus sind und so weiter«, und du den ersten Schritt zum Loslassen machst, dann öffnen sich Türen und es ergeben sich neue Möglichkeiten. Du bekommst Hilfe, zu dem zu stehen, was schon seit Anbeginn der Zeiten deines ist.

Es ist immer Platz für das, was Gott dir gegeben hat, sonst hätte er es dir nicht gegeben. Das ist ein kosmisches Gesetz. Niemals wird sich die Pforte zu deinem Göttlichen verschließen. Es ist immer frei verfügbar, und selbst wenn du sagst: »Ich kann doch nicht mehr malen, ich habe nicht die Zeit dafür.« Nimm dir eine Stunde – fang an. Wenn du sagst: »Wenn mein Mann mal nicht mehr ist, dann habe ich Zeit, jetzt nicht.« Das ist alles Quatsch, Ausreden, die du dir selbst in den Weg stellst. Fang an, und wenn du dir nur eine halbe Stunde in der Woche nimmst, werden sich die Tore zu deinem Himmelreich öffnen. Beginn endlich und lass das Unwesentliche liegen – fang an, deinen Weg zu gehen.

Erlaube dir, endlich frei zu sein, ohne abzuwägen – fang an. Du hast die göttliche Kraft, ja, das ganze Universum steht hinter dir. Du hast den Zündstoff, der explosiver ist, als alles, was du dir vorstellen kannst. Du hast deinen göttlichen Funken. Entzünde ihn! Verstecke ihn nicht!

Und vielleicht fragt ihr euch, wofür die Steine stehen, die ihr hinter euch herzieht. »Was sind das alles für Felsbrocken?« Es sind zum Beispiel Funktionseinschränkungen eurer Organe, es sind Unverträglichkeiten, Allergien, es sind dickflüssige Sekrete, es sind mangelnde Botenstoffe; es ist all das, war euren Körper und euren Geist daran hindert, vollkommen in Ordnung, vollkommen gesund zu sein. All das, für all das stehen diese Steine, die sich lösen werden und die in Gottes Hand fallen werden, um dort transformiert zu werden.

Ihr habt immer wieder von Wunderheilung gehört. Ihr könnt eure Wunderheilung selbst bewirken, wenn ihr eure Muster erkannt habt. Es ist immer wieder nur das eine kleine Muster, das sich durch euer ganzes Leben zieht. Es erfordert nur ein wenig Mut, um es abzulösen. Bittet um Mut, bittet um Licht, dieses kleine Muster zu besiegen. Nehmt euch die Zeit, sagt euch: »Heute fange ich an! Heute werde ich zum ersten Mal sagen: Nein! Heute werde ich zum ersten Mal etwas tun, was vielleicht nicht alle befürworten. Vielleicht sind aber auch alle dafür? Ich habe es noch nie ausprobiert!«

Ich versichere euch, dass dies der Schlüssel zu eurer Glückseligkeit ist, und es wird sich euch nichts mehr in den Weg stellen. Es wird sich das wahre Paradies vor euren Füßen ausbreiten. Es werden sich Begebenheiten in eurem Leben einstellen, die euer Leben völlig verändern. Menschen werden sich euch gegenüber anders verhalten. Menschen werden euch gegenüber respektvoller sein. Ihr braucht es nicht einzufordern. Wenn euch euer Leben lang Eifersucht geplagt hat, bearbeitet nicht die Eifersucht, sondern bearbeitet euer kleines Muster. Alles andere geht von allein. Alles andere wird transformiert.

Hört in euch hinein. Es ist ganz einfach. Für jeden. Denn eure Muster liegen ausgebreitet wie eine Karte. Denkt daran, wir stehen euch immer zur Seite. Wir werden euch darauf aufmerksam machen. Habt ihr wirklich keine Ahnung, um was es sich in eurem Leben dreht? Bittet uns, euch darauf aufmerksam zu machen. Horcht in euch hinein, wenn ihr wütend werdet, wenn ihr unzufrieden seid, weil ihr anscheinend etwas nicht so machen könnt, weil die Umstände es nicht zulassen. Geht ehrlich mit euch um. Schaut, ob dem wirklich so ist.

Fordert niemals von euren Mitmenschen, sich zu verändern, damit es euch besser geht. Wenn du dich veränderst, verändert sich deine ganze Umwelt.

Und nicht allein deine ganze Umwelt, denn wenn du heller in deinem Denken wirst, erscheint die ganze Erde heller. Das ist ein kosmisches Gesetz mit einer starken Wirkungsweise. Mache niemals andere dafür verantwortlich, dass du eingeschränkt wirst. Denn die Einschränkungen sind nicht wirklich, es gibt immer einen Ausweg. Gott sorgt dafür, dass du immer ein Fensterchen findest, so dass du einen Beginn machen kannst.

Wenn du meinst, du kannst es nicht, weil du ja Geld verdienen musst, höre auf dein Herz. Lass mal für ein paar Tage deinen Haushalt liegen, versuche einfach einmal, das auszusprechen, was du dich nie getraut hast. Versuche einzufordern, was du nie einzufordern gewagt hast. Du selbst weißt, was du niemals gewagt hast. Du hattest immer Angst, verlassen oder verurteilt zu werden. Du hattest Angst vor der Kraft und Macht deiner Mitmenschen. Diese Angst löst sich auf, sobald du beginnst. Aber erwarte nicht, dass die Angst sich auflöst, damit du beginnen kannst.

Denn genau das ist der Schlüssel zu deiner kosmischen Wahrheit. Du musst sie aufschließen, das kann niemand anderes für dich tun!

Du bist aufgefordert, deine Einzigartigkeit jetzt zu leben. Denn wir sehen, dass du nicht glücklich bist, warum eigentlich nicht? Wem eiferst du nach? Was hast du für Ziele? Warum willst du etwas erreichen, was andere erreicht haben? Warum willst du so aussehen, wie vielleicht jemand anderes? Warum willst du etwas haben, was dir nicht gehört? All das, das brauchst du nicht. Du bist einzigartig. Es gibt etwas in deinem Leben, was du verändern solltest: Und zwar solltest du aufhören, einem Ziel nachzujagen, welches jemand anders erreicht hat. Egal, ob es Partnerschaft, Aussehen, Beruf, Qualifikation, Verhalten, Talent, oder, oder, oder ist… es ist nicht deins. Du hast deinen eigenen Weg, der führt niemals hinter einem anderen her.

Gebet

Ich Bin das Jüngste Gericht, ich richte dich.

Ich richte dich aus gen Orient, ich orientiere dich. Ich richte dich ins Licht. Ich Bin das Jüngste Gericht, und ich richte dir aus: Ich richte dich aus.

Ich richte an, siehe, was ich angerichtet habe:

Den Tisch decke ich dir vor den Augen deiner Feinde, salbe dein Haupt mit Öl und fülle deinen Becher bis zum Rande.

Ich richte dich ein im Hause deines Herrn.

Gottes Licht durchleuchtet und erleuchtet, löst und erlöst von Anbeginn bis in die Ewigkeit

alles, alles, alles, was dich hindert, vollkommen und frei zu sein.

Gottes Wille durchströmt dein ganzes Sein.

Die Begeisterung der Heerschar Gottes wirkt in deinem ganzen Sein.

Ich kontaktiere dich mit der Herrschaft der Begeisterung Gottes.

Göttliche Stärke richtet dein ganzes Sein.

Ich ordne an: Göttliche Ordnung herrscht in deinem ganzen Sein, segnend entfaltet sich sein Wirken im ganzen Sein.

Ich ordne das Himmelreich deines Herrn in dir an.

Ich ordne des Himmels Reich in dir an.

Die Entscheidung Gottes ist längst gefallen. Ich Bin der König der Welt, ich ordne an:

Du bist bereit, ich bereite dich für das Reich deines Herrn, Ich Bin der König der Welt. Ich Bin einverstanden mit dir, Ich Bin ein Verstand mit dir.

Glaube ergießt sich in den Strom des Wissens.

Du bist bereit, ich bereite dich für des Himmels Reich deines Herrn. Amen.

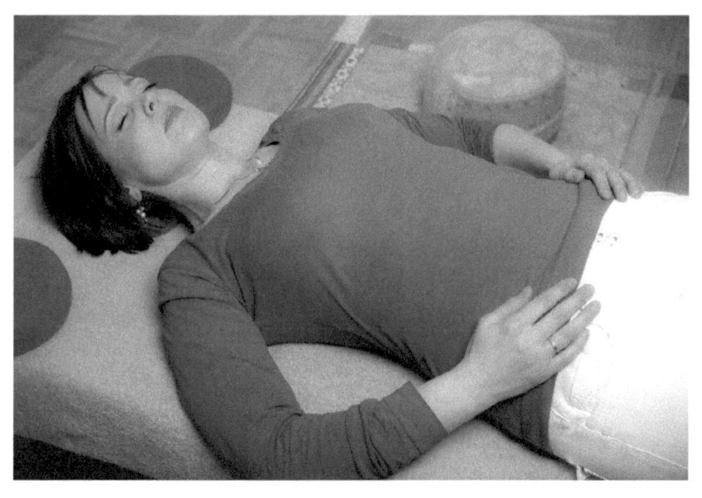

Danksagung

Wir bedanken uns bei allen unseren Klienten und Klientinnen und allen Teilnehmenden der Seminare für ihre Ideen und Anregungen. Einen großen Anteil daran haben die »Ladies«, die uns auf allen Ebenen unterstützten. Vielen Dank auch an Maciej für seine Engelsgeduld beim Fotografieren und Bearbeiten der Fotos. In tiefen Dank fühlen wir uns auch mit Anja verbunden, die sich uns als Model zur Verfügung stellte und uns immer wieder mit ihrem sonnigen Gemüt erheiterte. Ute und ich sind dem Verlag Neue Erde dankend verbunden, besonders Laura, die unermüdlich unser Manuskript bearbeitete

Mein persönlicher Dank geht an Henny und Nicole für die französischen und an Sue für die englischen Übersetzungen der Seminarunterlagen. Eine großartige Unterstützung hatte ich von meinen Kindern Erik und Silvia und von meinem Mann Jan, die mich inspirierten und meine Ideen auf den Prüfstein stellten. Gottvater und der geistigen Welt sei gedankt für die unermüdliche Unterstützung, Erleuchtung und Freude!

Ilona

Herzlichen Dank, Edeltraut, du hast meinen Glauben an mich und an unsere Arbeit auf liebevolle Weise gestärkt.

Zu guter Letzt, Andreas mein Liebster, tausend Dank für die humorvolle Art, die unterstützenden Worte und Taten, den Raum und die Zeit, die du mir geben hast, um mich selbst zu finden. Wir beschreiten unterschiedliche Wege, dennoch Hand in Hand.

Du bist wundervoll.

Ute-Lisa

Über die Autorinnen

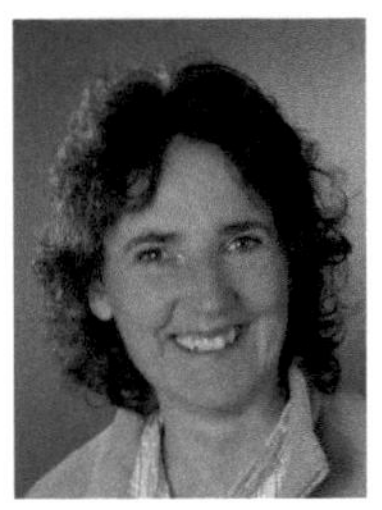

Ilona Wegener: Medizinische Masseurin, Dipl. Sozialpädagogin, Hypnosetherapeutin, Quantenheilung. Ich Bin 1963 geboren.

Berührung ist meine Passion. Achtsame und transformierende Massagen bilden seit über 30 Jahren das Herzstück meiner Tätigkeit. Genau so lange hat mich die Faszination für Handauflegen und Geistheilung geleitet und mich zu der Quantenheilung geführt, wobei ich immer wieder aus der tiefen Freundschaft mit Ute-Lisa inspiriert wurde. Zusammen haben wir die »Quantenheilung der Geisteskräfte« entwickelt. Hierzu bieten wir Seminare und Behandlungen in Deutschland und Frankreich an.

Ich lebe mit meinem Mann, unseren zwei fast erwachsenen Kindern und einigen Tieren, sehr naturverbunden am Fuße der Pyrenäen in Südfrankreich.

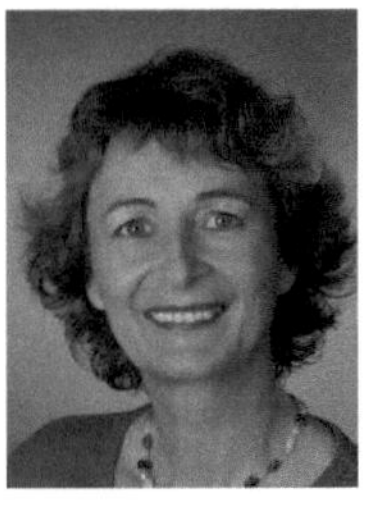

Ute-Lisa Schumacher: Podologin, medizinische Masseurin, Praxis für Meridian- und Reflexzonenarbeit, Quantenheilung.

Seit meiner Kindheit habe ich Kontakt zur geistigen Welt. Aufgrund von Mitteilungen geistiger Wesen, die sich speziell auf Entwicklungsmöglichkeiten für uns Menschen bezogen, beschloss ich 2009 eine berufliche Auszeit von einem Jahr zu nehmen. Aus einem Jahr wurden drei, in denen zusammen mit Ilona ein Buch, zwei CDs und viele Seminare entstanden sind. Ich Bin 1962 geboren und seit über 30 Jahren selbständig und Mutter eines erwachsenen Sohnes. Mein Mann, mein Hund und ich leben in Hiddesdorf bei Hannover.

Literatur

Bartlett, Richard: Matrix Energetics, VAK
Berkel, Silvia van: Le vagabond d'esprit, unveröffentlicht
Caddy, Eileen: Herzenstüren öffnen,Greuthof Verlag
Kingston, Karen: Feng Shui gegen das Gerümpel des Alltags, Rowohlt Taschenbuch Verlag
Kinslow, Frank: Eu-Gefühl! Quantenheilung für ein erfülltes Leben, VAK
Ponder, Catherine: Die Heilungsgeheimnisse der Jahrhunderte, Goldmann
Ponder, Catherine: Die dynamischen Gesetze des Reichtums, Goldmann
Popp, Fritz-Albert: Biophotonen – Neue Horizonte in der Medizin: Von den Grundlagen zur Biophotonik, Haug
Robbins, Anthony: Grenzenlose Energie Das Power Prinzip, Heyne
Tolle, Eckhart: Jetzt, Kamphausen
Die Bibel nach der Übersetzung von Luther

Informationen zu Seminaren und Einzelsitzungen bei den Autorinnen erhalten sie unter: www.quantenheilung-geisteskraefte.de

Deutschland, Ute-Lisa Schumacher, E-mail: utelisa@web.de

Frankreich, Ilona Wegener, (französisch-, englisch-, deutsch- und holländischsprachig) E-mail: ilona.wegener@wanadoo.fr

Audios zum Herunterladen

Das Licht in deinen Händen – Die Quantenheilung der zwölf Geisteskräfte

1 Einleitung

Teil 1: Basisprinzip

2 Das Licht in deinen Händen,
Basisprinzip der Quantenheilung

3 Gebetsaffirmation

Teil 2: Reise durch dein Ich Bin

4 Die Offenbarung des Ich Bin

Teil 3: Affirmationen

5 Affirmationen
6 Basisaffirmation
7 Verstehen
8 Wille
9 Glauben
10 Vorstellung
11 Begeisterung
12 Kraft/Macht
13 Liebe
14 Beurteilung
15 Ordnung
16 Stärke
17 Ausscheidung
18 Heiliger Gral, Leben

Download unter:

https://shop.neueerde.de/licht-in-deinen-haenden-download

Text: Ute Schumacher, Ilona Wegener
Sprecherin: Ute Schumacher
Gesang: Sigrid Spindler
Musik: Maranello Media, Himalaja, GEMA-frei
Aufnahme: Showtunes – Agentur für Musik, Events & Medien
Dank an Frank Fiedler für seine Unterstützung

Ein Buch für alle, die schon viel über Aura und Chakras gelesen haben, jetzt aber endlich mit diesem Wissen auch etwas anfangen möchten. Zahlreiche Bücher beschreiben die Aura (den uns umgebenden Energiekörper) und die Chakras (die Kraftzentren, welche unseren physischen Körper mit dem Energiekörper verbinden). »Energiearbeit mit Aura und Chakras« ergänzt dieses theoretische Wissen mit einer Vielzahl von Übungen. Neben dem konkreten Übungsablauf werden auch die Intention und die Wirkungsweise der Übung aufgezeigt. Dieses Buch ist so etwas wie ein »Rezeptbuch«, in dem man für jeden Zweck und jedes Anliegen eine passende Übung finden kann.

Ursula Georgii
Energiearbeit mit Aura und Chakras
56 praktische Übungen zur Erdung, Reinigung und Heilung
Paperback, 128 Seiten
ISBN 978-3-89060-460-2

Durch den Aufstieg der Erde in eine neue Dimension finden immer mehr Menschen Zugang zur Geistigen Welt und ihren Heilkräften. Dieses Buch ist eine grundlegende Einführung in das Wesen geistiger Heilung und ein Wegführer für alle Lichtarbeiter, Reiki-Praktiker und Heiler zu den Heilstrahlen der Erzengel und anderen Energien, die stetig an Kraft gewinnen.

Werner Hartung
Heilen mit den Kräften der Geistigen Welt
Paperback, 240 Seiten
ISBN 978-3-89060-738-2

Hier kann man sich zum **Neue Erde-Newsletter** anmelden:
newsletter.neueerde.de/anmeldung

NEUE ERDE im Buchhandel

Sollte es Lieferschwierigkeiten bei den Büchern von NEUE ERDE geben, lassen Sie immer im VLB (Verzeichnis lieferbarer Bücher) nachsehen, im Internet unter **www.buchhandel.de**

Alle lieferbaren Titel des Verlags sind für den Buchhandel verfügbar.

Sie finden unsere Bücher auch auf unserer Homepage **www.neue-erde.de** oder in unserem Gesamtverzeichnis, welches Sie gerne hier anfordern können:

NEUE ERDE GmbH
Cecilienstr. 29 · 66111 Saarbrücken
info@neue-erde.de

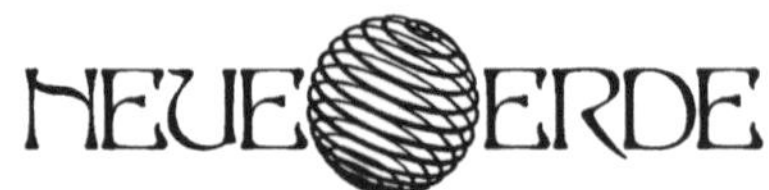